ALLENAMENTO FITNESS CON KETTLEBELL

HANNS FITMAN

TABELLA DEI CONTENUTI

Allenamenti superiori e inferiori

Allenamenti tonificanti e modellanti

Esercizi per perdere peso

Allenamenti cardio

Allenamenti di forza

Allenamenti per gambe, fianchi e cosce

50 ESERCIZI BASE CON KETTLEBELL

PROGRAMMI DI ALLENAMENTO CON KETTLEBELL

Jungling con kettlebell

Kettlebell per principianti

Kettlebell per anziani

Allenamenti con kettlebell per la forza

Allenamenti con kettlebell per la gravidanza

Esercizi con kettlebell per la crescita muscolare

Allenamento di base killer con kettlebell

Kettlebell per la riabilitazione

Allenamenti estremi con kettlebell

ROUTINE DI KETTLEBELL DI 10 GIORNI

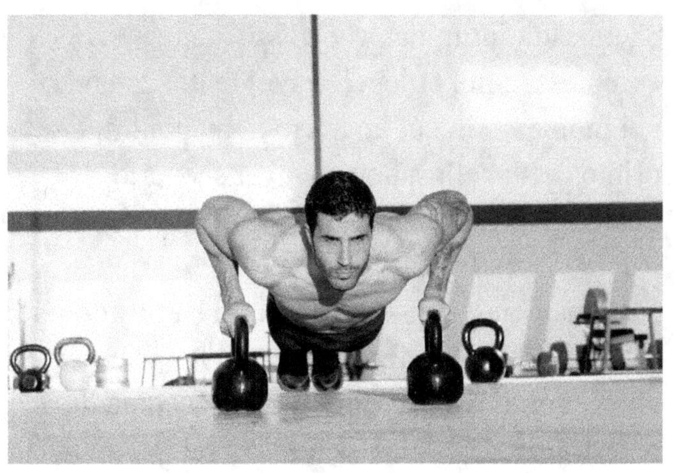

ALLENAMENTO FITNESS
CON KETTLEBELL

Benvenuti nell'entusiasmante mondo dell'allenamento con kettlebell, dove la forza incontra la versatilità e ogni allenamento diventa un viaggio alla scoperta di sé. Sono entusiasta di condividere con voi il potere di trasformazione dell'allenamento con kettlebell e come sia diventato parte integrante del mio stile di vita.

L'allenamento con kettlebell è un regime di fitness che sfida sia il corpo che la mente. Come molti principianti, ho trovato i tradizionali set

da palestra intimidatori e gli allenamenti
complessi con kettlebell travolgenti. Tuttavia,
nel momento in cui ho preso in mano il mio
primo kettlebell, sapevo di aver scoperto
qualcosa di speciale.

L'allenamento con i kettlebell mi ha fornito un
ritrovato senso di libertà e creatività nei miei
allenamenti. A differenza delle macchine da
palestra rigide, i kettlebell mi hanno permesso
di muovermi dinamicamente e di coinvolgere
più gruppi muscolari contemporaneamente. Dai
semplici swing ai flussi intricati, ogni esercizio
sembrava una danza, con il kettlebell come mio
partner di forza.

Ma al di là dei benefici fisici, l'allenamento con
i kettlebell mi ha offerto una connessione più
profonda con il mio corpo e la mia mente.
Attraverso la respirazione mirata e il
movimento consapevole, ho scoperto un senso
di calma e chiarezza che non avevo mai
sperimentato prima. Ogni ripetizione è diventata
un'opportunità per sfidare i miei limiti e
coltivare la resilienza sia dentro che fuori dal
tappeto.

Mentre approfondivo la pratica del kettlebell, ho assistito a notevoli trasformazioni nella mia forza, resistenza e benessere generale. I miei muscoli sono diventati più forti, la mia postura è migliorata e i miei livelli di energia sono aumentati vertiginosamente. Ma forse la cosa più importante è che ho sentito un ritrovato senso di fiducia e di empowerment che ha permeato ogni aspetto della mia vita.

Sia che facessi oscillare i kettlebell nel mio soggiorno, che mi allenassi in una palestra locale o che facessi pratica all'aperto, il mondo diventava il mio parco giochi. Con un solo kettlebell, potrei creare infinite variazioni di allenamenti su misura per le mie esigenze e preferenze. Nessuna complicata configurazione della palestra richiedeva solo io, il mio kettlebell e lo spazio aperto per muovermi liberamente.

Ti invito a unirti a me in un viaggio di esplorazione e trasformazione. Insieme scopriremo il potenziale illimitato dell'allenamento con kettlebell e scopriremo come può diventare non solo un allenamento, ma uno stile di vita. Quindi prendi il tuo kettlebell, abbraccia il viaggio e preparati a liberare la tua forza come mai prima d'ora.

Preparati a intraprendere un'avventura che metterà alla prova il tuo corpo, accenderà il tuo spirito e trasformerà la tua vita. Il mondo dell'allenamento con kettlebell ti aspetta, sei pronto a cogliere l'opportunità? Iniziamo questo viaggio insieme e sblocchiamo l'incredibile potenziale dentro di te.

COSA DIFFERENZIA L'ALLENAMENTO CON KETTLEBELL?

Si concentra sui movimenti fondamentali, sugli esercizi introduttivi e sull'abilità della respirazione controllata, una combinazione perfetta che fornisce un'esperienza di allenamento soddisfacente e produttiva. Il tuo kettlebell diventa un alleato affidabile, fornendo la stabilità e la sfida necessarie per la tua progressione.

Quindi, se gli allenamenti tipici ti annoiano e stai cercando una routine di fitness che trovi un equilibrio tra semplicità ed efficacia, l'allenamento con kettlebell per principianti è il punto di partenza. Preparati a realizzare il pieno potenziale della tua ricerca di fitness, uno swing e un sollevamento alla volta. Benvenuto nel mondo dell'allenamento con kettlebell su misura per te.

COS'È L'ALLENAMENTO CON KETTLEBELL?

L'allenamento per la forza con kettlebell è una strategia dinamica e diversificata per aumentare la forza, la potenza e la resistenza muscolare, una pratica di allenamento secolare con radici in Russia.

Questo tipo di allenamento è diventato sempre più popolare grazie alla sua efficacia, efficienza e capacità di produrre benefici in un'ampia gamma di obiettivi di fitness. Andiamo più in profondità in ciò che rende l'allenamento per la forza con kettlebell attraente ed efficace:

Sviluppo della forza funzionale
L'allenamento per la forza con kettlebell si concentra su schemi di movimento funzionale che imitano le attività quotidiane, rendendolo utile non solo per aumentare la forza grezza ma anche per migliorare le prestazioni fisiche totali. Che tu stia facendo la spesa, facendo sport o semplicemente trascorrendo la giornata, gli allenamenti con kettlebell stimolano diversi gruppi muscolari in modo coordinato,

producendo forza funzionale che si trasferisce facilmente nella vita di tutti i giorni.

Flessibilità e varietà

Una delle qualità più interessanti dell'allenamento per la forza con kettlebell è la sua incredibile adattabilità. Con solo uno o due kettlebell puoi eseguire centinaia di allenamenti che colpiscono tutti i principali gruppi muscolari. Dai movimenti convenzionali come swing, squat e press a manovre più sofisticate come snatch e Turkish get-up, le opzioni sono illimitate. Questa variazione non solo rende l'allenamento interessante e divertente, ma consente anche un sovraccarico graduale e un adattamento continuo, con conseguenti guadagni costanti in forza e crescita muscolare.

Potenza dinamica ed esplosiva

L'allenamento con i kettlebell è naturalmente dinamico ed esplosivo, il che lo rende eccellente per sviluppare potenza e atletismo. Esercizi come gli swing e i clean con kettlebell richiedono una rapida accelerazione e decelerazione del kettlebell, che impegna le fibre muscolari a contrazione rapida e migliora la forza esplosiva. Questa forza esplosiva aumenta non solo le prestazioni atletiche e del tempo libero, ma anche le attività quotidiane come sollevare, saltare e spingere.

Stabilità ed equilibrio del core

Molti movimenti con kettlebell richiedono un elevato livello di stabilità ed equilibrio del core, il che li rende utili per costruire l'intera muscolatura del core, compresi gli addominali, gli obliqui e la parte bassa della schiena. La distribuzione compensata del peso del kettlebell richiede che i muscoli stabilizzatori lavorino di più per mantenere una buona postura e un buon allineamento, con conseguente aumento della forza del core, stabilità e resistenza agli infortuni.

Investimento di tempo efficace

Nel mondo frenetico di oggi, il tempo è una risorsa preziosa. L'allenamento per la forza con kettlebell è un'alternativa efficace per le persone impegnate che vogliono ottenere il massimo dai propri allenamenti nel minor tempo possibile. Gli allenamenti con kettlebell, che incorporano esercizi composti che colpiscono più gruppi muscolari contemporaneamente, forniscono una dose significativa di allenamento per la forza e condizionamento aerobico in una frazione del tempo rispetto alla normale pratica in palestra.

Scalabilità per qualsiasi livello di fitness
Che tu sia un atleta esperto o un principiante assoluto, l'allenamento per la forza con kettlebell può essere adattato al tuo livello di forma fisica e ai tuoi obiettivi specifici. L'adattabilità degli esercizi con kettlebell consente un avanzamento fluido semplicemente modificando il peso o l'intensità dei movimenti. Questa scalabilità rende l'allenamento con kettlebell accessibile a persone di varie età, livelli di forma fisica e abilità, promuovendo l'inclusione e l'empowerment nella comunità del fitness.

L'ARTE E LA SCIENZA DELL'ALLENAMENTO CON KETTLEBELL

Efficienza del movimento

L'allenamento con i kettlebell si concentra su movimenti fluidi che fanno lavorare più gruppi muscolari contemporaneamente. Swing, clean, snatch e Turkish get-up richiedono una tecnica adeguata per essere eseguiti con successo. L'arte sta nel perfezionare questi movimenti in modo che siano il più efficienti ed efficaci possibile riducendo il pericolo di danni.

Ritmo e flusso

A differenza del sollevamento pesi tradizionale, gli esercizi con kettlebell spesso incorporano movimenti dinamici con un flusso ritmico. Il tempismo e la coordinazione sono fondamentali per passare agevolmente da un esercizio all'altro e mantenere lo slancio durante l'allenamento.

Connessione mente-muscolo

L'allenamento con i kettlebell promuove un forte collegamento mente-muscoli, richiedendo attenzione e concentrazione per eseguire i movimenti con precisione. I praticanti imparano a sintonizzarsi con il proprio corpo, il che migliora la propriocezione e la consapevolezza cinestetica.

Diversità e creatività

L'arte dell'allenamento con kettlebell comprende l'integrazione creativa di esercizi per colpire vari gruppi muscolari e schemi di movimento.

LA SCIENZA DIETRO L'ALLENAMENTO CON KETTLEBELL

Modelli di movimento funzionale

Gli allenamenti con kettlebell imitano spesso i movimenti della vita reale, aumentando così la forza funzionale e la mobilità. La scienza dietro l'allenamento con kettlebell deriva dal suo potenziale di migliorare le prestazioni fisiche totali migliorando gli schemi di movimento richiesti per le attività quotidiane e le prestazioni sportive.

Attivazione muscolare

L'allenamento con kettlebell utilizza sia i gruppi muscolari stabilizzatori che quelli principali, con conseguente crescita equilibrata della forza e maggiore stabilità articolare. La biomeccanica dei movimenti del kettlebell, che stimola i muscoli lungo tutta la catena cinetica, ne fornisce la base scientifica.

Condizionamento metabolico

Gli allenamenti con kettlebell sono noti per la loro alta intensità, che li rende ideali per il condizionamento metabolico e la perdita di grasso. La base scientifica di ciò sono le richieste metaboliche imposte dagli allenamenti con kettlebell, che aumentano la frequenza cardiaca e migliorano il consumo calorico sia durante che dopo l'allenamento.

Forza e stabilità del core

Molti esercizi con kettlebell richiedono un core forte e stabile per prestazioni ottimali. La teoria alla base dell'allenamento con kettlebell sottolinea l'attivazione dei muscoli centrali per mantenere la postura e controllare il movimento, con conseguente miglioramento della salute della colonna vertebrale e della forma fisica funzionale generale.

Adattamento e progresso

La scienza dell'allenamento con kettlebell si basa sull'idea di aumentare il sovraccarico e l'adattamento. I praticanti promuovono la crescita muscolare, l'aumento della forza e l'acquisizione di abilità nel tempo aumentando gradualmente il carico, il volume o la complessità.

BENEFICI DELL'ALLENAMENTO CON KETTLEBELL

L'allenamento con i kettlebell offre numerosi benefici che vanno oltre la forza fisica. La sua combinazione unica di mobilità, efficienza ed efficacia lo rende una scelta eccellente per chiunque cerchi di migliorare il proprio gioco di fitness.

Condizionamento totale del corpo
L'allenamento con i kettlebell fa lavorare numerosi gruppi muscolari contemporaneamente, offrendo un allenamento completo per tutto il corpo in un'unica sessione. Ogni swing, spinta e squat coinvolge un'ampia gamma di muscoli, dalle gambe e glutei al core, alle braccia e alle spalle, garantendo una forma fisica completa e una crescita equilibrata della forza.

Forza funzionale e movimento
A differenza dei tradizionali esercizi di sollevamento pesi che isolano i muscoli, i movimenti del kettlebell simulano le attività quotidiane, aumentando la forza funzionale e gli

schemi di movimento. Che tu stia sollevando la spesa, trasportando una valigia o giocando con i tuoi bambini, la forza e la coordinazione che ottieni dall'allenamento con kettlebell si trasferiscono facilmente nelle attività quotidiane, migliorando la qualità complessiva della tua vita.

Resistenza cardiovascolare
Gli allenamenti con kettlebell sono noti per la loro natura ad alta intensità, fornendo una potente sfida cardiovascolare che aumenta la frequenza cardiaca e migliora la resistenza. L'allenamento con i kettlebell è una potente strategia per migliorare la salute cardiovascolare e la resistenza poiché azioni dinamiche come swing, snatch e clean bruciano calorie migliorando allo stesso tempo la capacità aerobica.

Potenza esplosiva e atletismo
Gli allenamenti con kettlebell richiedono potenza esplosiva e coordinazione, quindi sono ottimi per gli atleti e gli appassionati di fitness che mirano a migliorare le proprie prestazioni atletiche. Swing, snatch e clean aiutano a rafforzare le fibre muscolari a contrazione

rapida, che migliorano la velocità, l'agilità e l'esplosività, tutte importanti per le prestazioni atletiche e fisiche.

Forza e stabilità del core

Molti movimenti con kettlebell, come i get-up turchi, i windmills e i carry, enfatizzano la stabilità e la forza del core. L'allenamento con i kettlebell ti aiuta a stabilire un core solido come una roccia esercitando i muscoli dell'addome, della parte bassa della schiena e del bacino, migliorando la postura, l'equilibrio e la stabilità generale riducendo al contempo il rischio di infortuni e migliorando la meccanica del movimento funzionale.

Flessibilità e mobilità

La natura dinamica dei movimenti del kettlebell sviluppa flessibilità e mobilità muovendo le articolazioni attraverso la loro gamma completa di movimento. Movimenti come aloni, figure a otto e cerniere dell'anca aumentano la mobilità articolare e la flessibilità muscolare, migliorando l'efficienza totale del movimento e diminuendo il rischio di rigidità e disagio.

Efficienza temporale e convenienza

Nel mondo frenetico di oggi, il tempo è una
risorsa preziosa. L'allenamento con kettlebell è
una soluzione che fa risparmiare tempo alle
persone impegnate, poiché fornisce un
allenamento ad alta intensità che produce i
massimi benefici nel minor tempo possibile.
Con solo uno o due kettlebell, puoi eseguire un
allenamento difficile sempre e ovunque, a casa,
in palestra o anche all'aperto.

Focus mentale e connessione mente-corpo
L'allenamento con i kettlebell richiede
attenzione, concentrazione e consapevolezza,
che promuovono una forte connessione
mente-corpo e migliorano la propriocezione e la
consapevolezza cinestetica. Sintonizzarsi sui
movimenti e sulle sensazioni del proprio corpo
aiuta ad acquisire maggiore controllo,
coordinazione e resilienza mentale, abilità che
si trasferiscono oltre la palestra e in tutti gli
aspetti della vita.

Capitolo primo

ALLENAMENTO FUNZIONALE CON KETTLEBELL PER DONNE

L'allenamento funzionale con kettlebell per donne è un metodo di allenamento di grande successo che si concentra su forza, mobilità e modelli di movimento funzionale generale personalizzati in base alle esigenze e agli obiettivi specifici delle donne.

Aumentare la forza funzionale

Gli esercizi funzionali con kettlebell enfatizzano azioni simili alle attività quotidiane, come sollevare, spingere, tirare e girare. Per le donne, ciò implica concentrarsi sui muscoli e sugli schemi di movimento che le aiutano a svolgere compiti quotidiani come trasportare la spesa e sollevare i bambini. Gli swing con kettlebell, i goblet squat, i Turkish get-up e i rematori a braccio singolo sono esercizi eccellenti per sviluppare una forza equilibrata poiché stimolano diversi gruppi muscolari contemporaneamente.

Migliora la stabilità del core

Un core forte è fondamentale per la salute e la forma fisica delle donne. Gli allenamenti con kettlebell come varianti di plank, windmills e Russian twist mettono alla prova la stabilità e la forza del core. Questi esercizi fanno lavorare non solo i muscoli addominali, ma anche i muscoli stabilizzatori profondi della colonna vertebrale, del bacino e dei fianchi, con conseguente miglioramento della postura, dell'equilibrio e della prevenzione degli infortuni.

Migliora la tua forma cardiovascolare

Gli allenamenti funzionali con kettlebell forniscono una sfida cardiovascolare che aumenta la frequenza cardiaca e la capacità aerobica. Esercizi come swing, snatch e complessi con kettlebell forniscono un allenamento ad alta intensità per tutto il corpo che brucia calorie e aumenta la resistenza cardiovascolare, rendendoli eccellenti per le donne che mirano a migliorare la propria forma fisica generale e perdere grasso corporeo.

Aumentare la mobilità e la flessibilità

Molte donne hanno a che fare con muscoli tesi e range di movimento limitato, in particolare nelle anche, nelle spalle e nella colonna vertebrale toracica. I movimenti funzionali del kettlebell come gli halo, le figure a otto e le cerniere dell'anca aumentano la mobilità articolare e la flessibilità muscolare, riducendo il rischio di lesioni e migliorando l'efficienza complessiva del movimento.

Incoraggiare il recupero postpartum
L'esercizio con i kettlebell può essere un'utile strategia di riabilitazione postpartum per le donne che hanno appena partorito. Gli esercizi con kettlebell, con un'adeguata supervisione e progressione, possono aiutare a ricostruire la forza centrale, migliorare la funzione del pavimento pelvico e affrontare gli squilibri muscolari che possono verificarsi durante la gravidanza e il parto. Esercizi come inclinazioni pelviche, bird dog e swing modificati con kettlebell possono essere molto efficaci nel periodo postpartum.

Aumentare la fiducia e l'empowerment
L'allenamento funzionale con kettlebell consente alle donne di prendere il controllo del

proprio percorso di fitness e acquisire fiducia nelle proprie capacità fisiche. Man mano che le donne crescono e raggiungono nuovi traguardi nel loro allenamento, acquisiscono un senso di empowerment che si estende oltre la palestra e ha un impatto benefico su ogni parte della loro vita.

Personalizza gli allenamenti per le esigenze individuali

Ogni donna è unica, con i propri obiettivi, abilità e interessi di fitness. L'allenamento funzionale con kettlebell offre una varietà di esercizi e stili di allenamento che possono essere adattati a esigenze e gusti specifici. Che tu sia un principiante che cerca di acquisire forza, una madre che cerca il recupero postpartum o un atleta che cerca il massimo delle prestazioni, l'allenamento con kettlebell può essere adattato alle tue esigenze e circostanze individuali.

ALLENAMENTO FUNZIONALE CON KETTLEBELL PER UOMINI

L'allenamento funzionale con kettlebell per uomini è un programma di esercizi dinamico ed efficace che si concentra sullo sviluppo di forza, potenza, mobilità e modelli di movimento funzionale generale personalizzati in base alle esigenze e agli obiettivi specifici degli uomini.

Aumentare la forza funzionale
Sollevare, spingere, tirare e girare sono esempi di schemi di movimento nella vita reale presi di mira dagli esercizi funzionali con kettlebell. Per i maschi, ciò implica concentrarsi su movimenti composti che fanno lavorare più gruppi muscolari contemporaneamente, consentendo una crescita equilibrata della forza e maggiori prestazioni nel lavoro quotidiano e nelle attività ricreative. Gli swing con kettlebell, i goblet squat, i get-up turchi e i rematori a braccio singolo sono allenamenti efficaci per aumentare la forza funzionale, la resistenza muscolare e la forma cardiovascolare.

Aumenta potenza ed esplosività

L'allenamento con i kettlebell è ben noto per il
suo potenziale nell'aumentare la forza esplosiva
e l'atletismo. Gli allenamenti dinamici come gli
swing, gli snatch e i clean con kettlebell
richiedono una rapida accelerazione e
decelerazione del kettlebell, che attiva le fibre
muscolari a contrazione rapida e migliora
velocità, agilità e potenza. Queste azioni
esplosive non solo migliorano le prestazioni
atletiche, ma aumentano anche l'ipertrofia
muscolare e il condizionamento metabolico.

Migliora la stabilità e l'equilibrio del core
La salute e la forma fisica degli uomini
richiedono un nucleo forte e stabile, che funge
da solida base per la forza e l'atletismo.
Movimenti con kettlebell come i Turkish
get-up, i windmills e i renegade row mettono
alla prova la stabilità e la forza del core
esercitando i muscoli della pancia, della parte
bassa della schiena e del bacino per mantenere
una postura e un allineamento adeguati. Gli
uomini possono ridurre il rischio di infortuni,
aumentare le prestazioni atletiche e migliorare
la meccanica generale del movimento
funzionale lavorando sulla stabilità e
sull'equilibrio del core.

Migliorare la flessibilità e la mobilità

Molti uomini sperimentano muscoli tesi e una ridotta mobilità, soprattutto nelle anche, nelle spalle e nella colonna vertebrale toracica. I movimenti funzionali del kettlebell come gli halo, le figure a otto e le cerniere dell'anca aumentano la mobilità articolare e la flessibilità muscolare, riducendo il rischio di lesioni e migliorando l'efficienza complessiva del movimento. Gli uomini possono migliorare le loro prestazioni e la loro longevità includendo esercizi di mobilità e stretching dinamico nel loro regime di allenamento.

Aumentare il fitness cardiovascolare

Gli allenamenti funzionali con kettlebell forniscono una sfida cardiovascolare che aumenta la frequenza cardiaca e la capacità aerobica. Gli allenamenti ad alta intensità come swing, snatch e complessi con kettlebell forniscono un allenamento per tutto il corpo che brucia calorie aumentando la resistenza cardiovascolare, rendendoli eccellenti per gli uomini che mirano a migliorare la propria forma fisica generale e perdere grasso corporeo. L'allenamento a intervalli e gli allenamenti a

circuito possono aiutare gli uomini a bruciare
più calorie e migliorare la loro forma
cardiovascolare in meno tempo.

Empowerment e fiducia

L'allenamento funzionale con kettlebell insegna
ai ragazzi come prendere il controllo del proprio
percorso fitness e acquisire fiducia nelle proprie
capacità fisiche. Man mano che gli uomini
crescono e raggiungono nuovi traguardi nel loro
allenamento, acquisiscono un senso di
empowerment che si estende oltre la palestra e
ha un impatto benefico su ogni parte della loro
vita. Che si tratti di superare un allenamento
difficile, stabilire un nuovo record personale o
semplicemente sentirsi più forti e capaci nella
vita di tutti i giorni, l'allenamento con kettlebell
offre agli uomini una strada verso una maggiore
fiducia in se stessi e gioia.

**Allenamenti personalizzabili per obiettivi
personali**

Ogni uomo è unico, con i propri obiettivi di
fitness, abilità e interessi. L'allenamento
funzionale con kettlebell offre una varietà di
esercizi e stili di allenamento che possono
essere adattati a esigenze e gusti specifici. Che

tu sia un principiante che cerca di acquisire forza, un atleta alla ricerca delle massime prestazioni o un professionista impegnato alla ricerca di allenamenti efficienti, l'allenamento con kettlebell può essere adattato alle tue esigenze e ai tuoi obiettivi specifici.

ALLENAMENTO CON KETTLEBELL PERSONALIZZATO PER ESIGENZE SPECIFICHE

Inizia imparando gli obiettivi personali, i bisogni e le preferenze dell'individuo. Vogliono aumentare la massa muscolare, perdere peso, aumentare la mobilità, migliorare le prestazioni sportive o riprendersi da un infortunio? Un esame approfondito aiuta a sviluppare un programma di allenamento con kettlebell su misura in linea con i loro obiettivi.

Scegli allenamenti con kettlebell mirati a determinati gruppi muscolari e schemi di movimento in base agli obiettivi e alle capacità dell'individuo. Ad esempio, se qualcuno desidera migliorare la forza della parte superiore del corpo, le spinte con kettlebell, i rematori e i get-up turchi possono avere la priorità. Se la mobilità è un problema, esercizi come aloni, figure a otto e cerniere dell'anca possono aiutare.

Personalizza gli allenamenti con kettlebell in base ai livelli di forma fisica, all'esperienza e agli obiettivi individuali. I principianti possono iniziare con pesi minori e meno ripetizioni, aumentando gradualmente l'intensità e il volume man mano che avanzano. Al contrario, individui o atleti esperti possono utilizzare pesi maggiori e routine più sofisticate per continuare a sfidare se stessi e suscitare adattamenti.

Il sovraccarico progressivo è fondamentale per la crescita continua nell'allenamento con kettlebell. Per evitare periodi di stallo e mantenere gli allenamenti interessanti, utilizzare progressioni e modifiche degli esercizi. Ad esempio, un semplice swing con kettlebell può essere avanzato a uno swing a un braccio o a uno swing con doppio kettlebell per aumentare la difficoltà. Allo stesso modo, l'uso di pause, aggiustamenti del ritmo o movimenti unilaterali può aumentare la complessità e l'efficacia degli esercizi.

Se qualcuno ha restrizioni o infortuni speciali, modifica i movimenti del kettlebell per soddisfare le sue esigenze fornendo comunque uno stimolo di allenamento adeguato. Ad esempio, qualcuno con problemi alla parte bassa della schiena può trarre beneficio dagli esercizi in posizione supina per ridurre lo stress della colonna vertebrale, mentre qualcuno con problemi alla spalla può concentrarsi su esercizi che riducono al minimo i movimenti sopra la testa.

La periodizzazione prevede la divisione dell'allenamento con kettlebell in varie fasi o cicli al fine di massimizzare il miglioramento ed evitare il sovrallenamento. Periodizzare l'allenamento in base agli obiettivi individuali, con periodi incentrati su forza, ipertrofia, resistenza, potenza o sviluppo delle abilità. Questa strategia globale aiuta a controllare la stanchezza, migliorare il recupero e garantire un miglioramento a lungo termine.

Monitora regolarmente i progressi registrando importanti indicatori di prestazione come crescita della forza, cambiamenti nella composizione corporea e miglioramenti di mobilità o resistenza. Adatta il programma di allenamento con kettlebell in base al feedback e alle osservazioni per affrontare le carenze,

sfruttare i punti di forza e mantenere la
motivazione.

Capitolo due

SCEGLIERE IL KETTLEBELL GIUSTO

Iniziare il tuo viaggio con il kettlebell non richiede solo entusiasmo, ma anche gli strumenti adeguati per alimentare la tua avventura con la forza.

IL PESO È IMPORTANTE

Punto di inizio
Per i principianti, scegli un kettlebell con un peso moderato. Gli uomini spesso iniziano con 16 kg (35 libbre), anche se le donne possono iniziare con 8 kg (18 libbre).

Caricamento progressivo
Man mano che avanzi, aumenta gradualmente il peso. Ciò fornisce una sfida costante ai tuoi muscoli, incoraggiando la crescita e lo sviluppo della forza.

COMFORT E PRESA DELLA MANIGLIA

Design ergonomico

Seleziona un kettlebell con una maniglia comoda e ampia. Ciò fornisce una presa salda, essenziale per eseguire swing, clean e snatch precisi.

Finitura liscia

Assicurati che la maniglia del kettlebell sia liscia per evitare ulteriori attriti e vesciche durante gli esercizi lunghi.

QUALITÀ DEI MATERIALI

Eccellenza della ghisa

Scegli i kettlebell in ghisa per la loro durata e il peso uniformemente distribuito. Il design robusto garantisce durata e stabilità durante gli allenamenti intensi.

Considerazione sul rivestimento

Scegli kettlebell con rivestimento protettivo per evitare la corrosione e mantenere l'attrattiva estetica della tua attrezzatura.

STABILITÀ DELLA BASE PIATTA

Fondazione stabile

Un kettlebell con base piatta fornisce stabilità
per movimenti come i get-up turchi e i renegade
row. Elimina le oscillazioni, permettendoti di
concentrarti sul miglioramento della tua forma.

Efficienza spaziale

La base piatta consente un comodo stoccaggio,
rendendolo un'opzione ideale per gli esercizi a
casa.

SINGOLO O SET?

Kettlebell singolo

Perfetto per i principianti o per chi ha un budget
limitato. Scegli un peso adatto al tuo attuale
livello di forma fisica ed espandi
progressivamente la tua collezione.

Set di kettlebell

Per adattabilità, scegli un set con pesi diversi.
Ciò fornisce flessibilità nel regime di
allenamento, consentendo allenamenti e
progressioni alternativi.

MARCHI DI KETTLEBELL

La scelta della marca corretta di kettlebell è fondamentale per garantire durata, qualità e un allenamento sicuro. Ecco diversi marchi rinomati che forniscono kettlebell di alta qualità:

Re dei kettlebell

Kettlebell Kings, noto per la sua attenzione ai dettagli, vende una selezione di kettlebell con rivestimenti resistenti ai trucioli, impugnature lisce e precisione del peso. Si rivolgono a una vasta gamma di appassionati di fitness.

Fitness canaglia

Rogue è un marchio rispettabile nel settore del fitness e i suoi kettlebell non fanno eccezione. I kettlebell Rogue Fitness sono famosi per la loro durata e precisione, rendendoli popolari tra gli atleti seri.

Porta del Drago

Dragon Door, pioniere nella promozione dell'allenamento con kettlebell negli Stati Uniti, fornisce kettlebell di alta qualità. I loro prodotti sono rinomati per la loro forza, equilibrio e presa ergonomica.

Bilanciere CAP

Una nota azienda di attrezzature per l'allenamento, CAP Barbell offre kettlebell economici e affidabili. Forniscono un'ampia gamma di design e pesi per soddisfare sia i principianti che gli appassionati più esperti.

Rappresentante di forma fisica

I kettlebell di Rep Fitness sono noti per la loro durata e la costruzione ben progettata. Forniscono una varietà di stili, inclusi kettlebell competitivi e in ghisa, per soddisfare interessi diversi.

Prestazioni migliori

Questo marchio è popolare sia tra i professionisti del fitness che tra gli appassionati. Perform Better fornisce ai kettlebell una lucidatura duratura, maniglie comode e requisiti di peso precisi.

Bollitore Gryp

Se desideri adattabilità, Kettle Gryp è un'alternativa unica. È un accessorio che

converte un manubrio in un kettlebell, offrendo
un'opzione salvaspazio senza sacrificare la
funzionalità.

PRESA E POSIZIONAMENTO CORRETTO DELLA MANO NELL'ALLENAMENTO CON KETTLEBELL

Allineamento delle mani

Posiziona le mani sulla maniglia del kettlebell alla larghezza delle spalle. Assicurati che le dita siano comodamente piegate, in modo da ottenere una presa salda senza eccessiva tensione.

Evita la Presa della Morte

Sebbene una presa salda sia fondamentale, evita di causare uno stress eccessivo ai palmi delle mani e agli avambracci. Considera l'idea di tenere il kettlebell come se stessi stringendo la mano a un amico: sicuro ma non intimidatorio.

Posizione neutra del polso

Mantieni il polso in una posizione neutra per evitare sforzi. Il polso non deve flettersi verso l'alto o cadere verso il basso, ottenendo una presa comoda e biomeccanicamente valida.

Posizionamento del pollice

Fai scorrere il pollice attraverso la maniglia e allinealo con le dita. Questa tecnica migliora la forza di presa e il controllo durante i movimenti dinamici.

Non schiacciare la maniglia con il pollice

Evitare di stringere troppo la maniglia con il pollice, poiché ciò potrebbe causare ulteriore tensione. Usa il pollice come guida di supporto.

Altalene

Per gli swing a due mani, posiziona le mani al centro della maniglia. Per gli swing con una sola mano, posiziona la mano leggermente verso il lato verso cui stai oscillando.

Strappa e pulisce

Posiziona la mano leggermente fuori centro, verso l'angolo della maniglia. Questa disposizione consente una rotazione più fluida durante questi movimenti dinamici.

MANTENERE IL RILASSAMENTO E IL CONTROLLO

Presa rilassata tra i movimenti

Rilassa un po' la presa tra un movimento e l'altro, in particolare durante la fase di discesa degli esercizi. Ciò evita affaticamento inutile e accumulo di tensione.

Rilascio controllato

Esegui rilasci controllati dopo ogni ripetizione. Ciò non solo migliora la sicurezza, ma rafforza anche il controllo della presa durante il regime di allenamento.

Regola secondo necessità

Presta attenzione a qualsiasi dolore o eccessiva tensione nelle mani. Regola la presa in modo appropriato e non aver paura di cambiare posizione delle mani se necessario.

Salute delle mani

Rendi la salute delle mani una priorità includendo allungamenti delle mani ed esercizi di mobilità nelle tue routine di riscaldamento e defaticamento.

STILI E TECNICHE DEL KETTLEBELL

Stili di kettlebell

Kettlebell classici in ghisa
Questi sono kettlebell tradizionali costruiti in ghisa.
Disponibile in una varietà di pesi, generalmente misurati in chilogrammi o libbre.
Affidabile e ideale per una varietà di esercizi.

Kettlebell da competizione
Dimensioni standardizzate, indipendentemente dal peso.
Promuove forma e tecnica coerenti.
Comunemente utilizzato negli eventi sportivi con kettlebell.

I kettlebell regolabili sono dotati di maniglia e piastre di peso.
Consente una facile regolazione del peso.
Richiede poco spazio ed è adattabile a vari esercizi.

Kettlebell rivestiti in vinile

Si tratta di kettlebell in ghisa rivestiti in vinile.
Fornisce protezione al pavimento riducendo al
tempo stesso il rumore.
Disponibile in una varietà di colori per
soddisfare le preferenze estetiche.

Kettlebell morbidi

Realizzato con sabbia o altri materiali morbidi.
Progettato per la sicurezza, soprattutto nelle
lezioni di gruppo.
Adatto ai principianti e a coloro che sono
preoccupati per il rischio di danni.

TECNICHE DEL KETTLEBELL

Lo swing è il fondamento dell'allenamento con
kettlebell.
Attiva i fianchi, i glutei e il core.
Utilizza una potente azione di cerniera
dell'anca.

Get-Up turco

Un esercizio per tutto il corpo che prevede più
movimenti.
Promuove stabilità, mobilità e forza.
Richiede cooperazione e controllo.

Pulisci e premi

Combina il clean (sollevando il kettlebell sulla
spalla) con il press (sollevandolo sopra la testa).
Si rivolge specificamente alle spalle, alla
schiena e alle braccia.
comporta un movimento fluido e controllato.

Strappare

Un esercizio dinamico che solleva il kettlebell
da terra alla testa in un unico movimento.
Utilizza tutto il corpo e richiede potenza
esplosiva.
Testa la forza di presa e la resistenza
cardiovascolare.

Squat al calice

Esegui gli squat con il kettlebell vicino al petto.
Si rivolge specificamente ai quadricipiti, ai
muscoli posteriori della coscia e ai glutei.
Promuove una tecnica di squat appropriata.

Mulino a vento

Richiede flessione laterale e rotazione.
Lavora il core, le spalle e gli obliqui.
Migliora la flessibilità e la stabilità.

Figura 8

Muovi il kettlebell a forma di otto attorno alle gambe.

Rafforza il core e i fianchi migliorando anche la coordinazione.

Può essere eseguito utilizzando diverse posture delle mani.

Capitolo tre

KETTLEBELL ALLENAMENTI FONDAMENTALI

Twist russi con kettlebell

Sedersi sul pavimento con le ginocchia piegate e i piedi piatti.

Tieni il kettlebell con entrambe le mani all'altezza del petto.

Appoggiati leggermente all'indietro, contrai il core e solleva i piedi da terra come desideri.

Ruota il busto verso destra e posiziona il kettlebell fuori dall'anca destra.

Ritorna al centro, quindi ruota a sinistra.

Continua ad alternare i lati per 10-15 ripetizioni ciascuno.

Durata: due serie da 10-15 ripetizioni per lato.

Mulini a vento con kettlebell

Stare con i piedi più larghi della larghezza delle spalle e le dita dei piedi leggermente rivolte verso l'esterno.

Tieni il kettlebell con la mano destra sopra la
testa, con il braccio teso.
Tieni il braccio sinistro di lato per mantenere
l'equilibrio.
Piega i fianchi a sinistra mentre tieni il
kettlebell sopra la testa.
Abbassa il busto e fai scorrere la mano sinistra
lungo la gamba sinistra.
Concentra la tua attenzione sul kettlebell
durante l'esercizio.
Ritorna alla posizione iniziale e ripeti dal lato
opposto.
Durata: 2 serie da 8-10 ripetizioni per lato.

Pull-Through con Kettlebell
Inizia in una posizione della plancia, con il
kettlebell a terra alla tua destra.
Coinvolgi il tuo core e mantieni una linea retta
dalla testa ai talloni.
Raggiungi la mano sinistra sotto il corpo e tieni
la maniglia del kettlebell.
Tira il kettlebell sul pavimento verso il lato
sinistro del corpo.
Riporta il kettlebell a terra e ripeti dall'altro lato.
Mantieni i fianchi stabili durante il movimento.
Durata: 2 serie da 8-10 ripetizioni per lato.

Insetto morto con kettlebell

Sdraiati sulla schiena, le ginocchia piegate, i piedi appoggiati sul pavimento.

Tieni il kettlebell con entrambe le mani, le braccia tese verso il soffitto.

Sollevare le gambe in posizione da tavolo, le ginocchia piegate a 90 gradi.

Abbassa il braccio destro e la gamba sinistra sul pavimento, librandoti leggermente sopra il suolo.

Ritorna alla posizione iniziale e ripeti dal lato opposto.

Tieni la parte bassa della schiena premuta sul pavimento durante l'esercizio.

Durata: 2 serie da 10-12 ripetizioni per lato.

Get-up turco con kettlebell

Sdraiati sulla schiena con un kettlebell nella mano destra e il braccio teso verso il soffitto.

Piega il ginocchio destro e appoggia il piede destro sul pavimento.

Mentre rotoli sul lato sinistro, premi il kettlebell verso il soffitto.

Sostieniti sull'avambraccio sinistro, tenendo il kettlebell sopra la testa.

Spingi con la mano sinistra per sollevare il busto da terra.

Porta indietro la gamba sinistra e sali in
posizione inginocchiata.
Alzati e mantieni il kettlebell sopra la testa.
Invertire il movimento per tornare alla
posizione di partenza.
Durata: Due serie da 4-6 ripetizioni per lato.

Plancia laterale con kettlebell con rotazione
Inizia in una postura della plancia laterale, con
la mano destra sul pavimento e il braccio
sinistro esteso verso il soffitto mentre stringi il
kettlebell.
Ruota il busto per portare il kettlebell sotto il
corpo, quindi allungalo verso il soffitto.
Mantieni i fianchi sollevati e il core impegnato
durante tutto il movimento.
Ripeti sul lato opposto.
Durata: 2 serie da 8-10 ripetizioni per lato.

Kettlebell Figura 8s
Stare con i piedi alla larghezza dei fianchi,
tenendo il kettlebell per la maniglia con
entrambe le mani.
Per abbassare il kettlebell tra le gambe, piega
leggermente le ginocchia e fai perno sui fianchi.
Muovi il kettlebell dietro la gamba sinistra, poi
davanti alla gamba destra.

Continua con questo movimento della figura 8, scambiando le direzioni con ogni ripetizione. Mantieni il core impegnato e la schiena dritta durante tutto il movimento.
Durata: due serie da 12-15 ripetizioni.

Sit-up con kettlebell con sovraccarico Premere

Sdraiati sulla schiena con le ginocchia piegate e i piedi appoggiati sul pavimento. Tieni il kettlebell con entrambe le mani all'altezza del petto.
Siediti mentre premi il kettlebell sopra la testa.
Ritorna alla posizione di partenza.
Durata: due serie da 12-15 ripetizioni.

Presa Hollow con kettlebell

Sdraiati sulla schiena, gambe tese e braccia sopra la testa, afferrando il kettlebell.
Solleva le scapole e le gambe da terra, formando una posizione "vuota" per il tuo corpo.
Mantieni la posizione utilizzando i muscoli centrali.
Durata: 2 serie da 30-45 secondi.

Taglialegna a campana di bollitore

Stare con i piedi alla larghezza delle spalle e
tenere il kettlebell con entrambe le mani.
Ruota il busto verso destra mentre porti il
kettlebell verso il basso e attraverso il corpo
verso sinistra.
Tieni le braccia tese e il core impegnato.
Ritorna alla posizione iniziale e ripeti dal lato
opposto.
Durata: 2 serie da 10-12 ripetizioni per lato.

Crunch per bicicletta con kettlebell
Sdraiati sulla schiena con le ginocchia piegate e
i piedi sollevati da terra. Tieni il kettlebell con
entrambe le mani all'altezza del petto.
Esegui un crunch in bicicletta sollevando il
gomito destro verso il ginocchio sinistro e
allungando la gamba destra.
Pedala con movimenti alternati, mantenendo il
core impegnato.
Durata: due serie da 20-30 ripetizioni (10-15
per lato).

Piegamenti laterali con kettlebell
Stai con i piedi alla larghezza delle spalle e il
kettlebell nella mano destra al tuo fianco.
Piegati lateralmente verso destra e fai scivolare
il kettlebell lungo la gamba destra.

Tieni il braccio sinistro esteso sopra la testa o al tuo fianco per mantenere l'equilibrio.
Ritorna alla posizione iniziale e ripeti dal lato opposto.
Durata: due serie da 12-15 ripetizioni per lato.

Rematori con kettlebell
Inizia in posizione di plancia, mani sui kettlebell, polsi allineati con le spalle.
Rema il kettlebell destro verso il tuo fianco, mantenendo il core stabile e i fianchi allineati al suolo.
Ritorna sul lato sinistro e abbassa nuovamente il kettlebell.
Mantieni una linea retta dalla testa ai talloni durante tutta l'azione.
Durata: 2 serie da 10-12 ripetizioni per lato.

Sollevamenti delle gambe con kettlebell
Sdraiati sulla schiena, le gambe distese, le braccia lungo i fianchi e afferra il kettlebell tra i piedi.
Coinvolgi il tuo core e solleva le gambe verso il soffitto mantenendole dritte.
Abbassa le gambe sul pavimento senza toccarlo.
Durata: due serie da 12-15 ripetizioni.

Sollevamenti delle gambe russi con kettlebell
Sedersi sul pavimento, gambe tese e piedi
contratti, e afferrare il kettlebell con entrambe le
mani all'altezza del petto.
Appoggiati leggermente all'indietro, stringi il
core e solleva i piedi da terra.
Tenendo le gambe dritte, abbassale a terra
mantenendo il controllo.
Riporta le gambe nella posizione di partenza.
Durata: due serie da 12-15 ripetizioni.

ALLENAMENTI PER LA PARTE SUPERIORE E INFERIORE DEL CORPO

ALLENAMENTI PER LA PARTE SUPERIORE DEL CORPO

Goblet Squat con kettlebell
Tieni il kettlebell vicino al petto con entrambe le mani, i gomiti rivolti verso il basso.
Stare con i piedi alla larghezza delle spalle.
Abbassa il corpo in una posizione tozza mantenendo il petto alto e la schiena dritta.
Spingi i talloni per tornare alla posizione di partenza.
Durata: due serie da 12-15 ripetizioni.

Renegade Row con kettlebell
Inizia in posizione di plancia, mani sui kettlebell, polsi allineati con le spalle.
Rema il kettlebell destro verso il tuo fianco, mantenendo il core stabile e i fianchi allineati al suolo.
Ritorna sul lato sinistro e abbassa nuovamente il kettlebell.

Mantieni una linea retta dalla testa ai talloni durante tutta l'azione.
Durata: 2 serie da 10-12 ripetizioni per lato.

Pressa sopra la testa con kettlebell
Stare alla larghezza delle spalle, con il kettlebell nella mano destra all'altezza delle spalle.
Spingi il kettlebell sopra la testa finché il braccio non è completamente allungato.
Abbassa il kettlebell all'altezza delle spalle e ripeti.
Esegui la stessa quantità di ripetizioni su entrambi i lati.
Durata: 2 serie da 10-12 ripetizioni per lato.

Rematori piegati con kettlebell
Stare con i piedi alla larghezza dei fianchi e afferrare il kettlebell con la mano destra.
Fai perno sui fianchi e piega leggermente le ginocchia, mantenendo la schiena piatta e il petto sollevato.
Rema il kettlebell verso il fianco mentre spingi insieme le scapole.
Riporta il kettlebell a terra e ripeti sul lato opposto.
Durata: 2 serie da 10-12 ripetizioni per lato.

Push-up con kettlebell

Posiziona i kettlebell sul pavimento, leggermente più larghi della larghezza delle spalle.

Inizia in posizione di plancia, mani sui kettlebell, polsi allineati con le spalle.

Abbassa il petto a terra mantenendo i gomiti vicini al corpo.

Spingi tra i palmi delle mani per tornare alla posizione iniziale.

Durata: due serie da 8-10 ripetizioni.

ALLENAMENTI PER LA PARTE INFERIORE DEL CORPO

Stacco con kettlebell

Stare alla larghezza dei fianchi con le dita dei piedi leggermente rivolte verso l'esterno.

Posiziona il kettlebell tra i piedi.

Fai perno sui fianchi e piega le ginocchia, quindi tieni il kettlebell con entrambe le mani.

Mentre ti alzi, mantieni la schiena piatta e il petto alto e contrai i glutei nella parte superiore.

Riabbassa con attenzione il kettlebell e ripeti.

Durata: due serie da 12-15 ripetizioni.

Affondi con kettlebell

Usa la mano destra per tenere il kettlebell al tuo fianco.

Fai un passo avanti con il piede sinistro in una posizione di affondo, piegando entrambe le ginocchia di 90 gradi.

Tieni il petto alto e le spalle indietro.

Spingi il tallone anteriore per tornare alla posizione di partenza.

Esegui la stessa quantità di ripetizioni su entrambi i lati.

Durata: 2 serie da 10-12 ripetizioni per lato.

Stacco rumeno con kettlebell

Stare con i piedi alla larghezza dei fianchi e tenere il kettlebell davanti alle cosce con entrambe le mani.

Fai perno sui fianchi, quindi abbassa il kettlebell a terra mantenendo la schiena piatta e il petto alto.

Senti l'allungamento dei muscoli posteriori della coscia mentre scendi con il kettlebell.

Contrai i glutei per tornare alla postura iniziale.

Durata: due serie da 12-15 ripetizioni.

Split squat bulgaro con kettlebell

Stai in piedi di fronte a una panca o a una superficie solida, tenendo il kettlebell con la mano destra.

Appoggia la parte superiore del piede sinistro sulla panca dietro di te.

Abbassati in una posizione di affondo mantenendo il ginocchio anteriore allineato con la caviglia.

Spingi il tallone anteriore per tornare alla posizione di partenza.

Esegui la stessa quantità di ripetizioni su entrambi i lati.

Durata: 2 serie da 10-12 ripetizioni per lato.

Step-up con kettlebell
Tieni il kettlebell con entrambe le mani lungo i
fianchi.
Usa il piede destro per salire su una panca o una
piattaforma resistente.
Usa il tallone destro per sollevare il corpo sulla
panca.
Scendere con controllo e ripetere.
Esegui la stessa quantità di ripetizioni su
entrambi i lati.
Durata: 2 serie da 10-12 ripetizioni per lato.

ALLENAMENTI TONIFICANTI E MODELLANTI

Squat e press con kettlebell
Tieni il kettlebell all'altezza delle spalle con entrambe le mani e i gomiti piegati.
Durante lo squat, abbassa i fianchi mantenendo il petto alto e la schiena dritta.
Mentre ti alzi, premi il kettlebell sopra la testa ed estendi completamente le braccia.
Abbassare il kettlebell all'altezza delle spalle e ripetere.
Durata: due serie da 12-15 ripetizioni.

Stacco da terra sumo con kettlebell, trazione alta
Stare con i piedi più larghi della larghezza delle spalle e le dita dei piedi leggermente rivolte verso l'esterno.
Posiziona il kettlebell tra le gambe, tenendolo con entrambe le mani.
Esegui uno stacco da sumo con la schiena piatta e il petto sollevato.
Mentre ti alzi, piega i gomiti ai lati e attira il kettlebell verso il petto.

Abbassa nuovamente il kettlebell e ripeti.
Durata: due serie da 12-15 ripetizioni.

Swing russi con kettlebell
Stai con i piedi divaricati alla larghezza delle anche, afferrando il kettlebell con entrambe le mani davanti a te.
Fai perno sui fianchi, quindi fai oscillare il kettlebell tra le gambe.
Accelera i fianchi in avanti, facendo oscillare il kettlebell fino all'altezza del petto.
Consenti al kettlebell di oscillare tra le gambe, quindi ripeti.
Durata: due serie da 15-20 ripetizioni.

Stacco rumeno a gamba singola con kettlebell
Mettiti sulla gamba destra e tieni il kettlebell con la mano destra.
Fai perno sui fianchi e scendi con il kettlebell a terra, sollevando la gamba sinistra dietro di te.
Mantieni la schiena piatta e il petto eretto durante tutta l'azione.
Ritorna alla posizione iniziale e ripeti con l'altra gamba.
Durata: due serie da 10-12 ripetizioni per gamba.

Affondo inverso con kettlebell e curl per bicipiti

Tieni un kettlebell in ciascuna mano lungo i fianchi.

Fai un passo indietro con il piede destro in un affondo inverso, portando il kettlebell verso le spalle.

Ritorna alla posizione iniziale e ripeti con l'altra gamba.

Durata: due serie da 12-15 ripetizioni per gamba.

Kettlebell Figura 8s

Stai con i piedi divaricati alla larghezza delle anche, afferrando il kettlebell con entrambe le mani davanti a te.

Passa il kettlebell attorno alla gamba destra, quindi passalo tra le gambe a sinistra.

Continua con questo movimento della figura 8, mantenendo le ginocchia leggermente piegate e il core impegnato.

Durata: due serie da 15-20 ripetizioni.

Presse da pavimento a braccio singolo con kettlebell

Sdraiati sulla schiena, le ginocchia piegate, i piedi appoggiati sul pavimento e afferra il kettlebell con la mano destra.

Spingi il kettlebell verso l'alto finché il braccio non è completamente teso.

Riporta il kettlebell nella posizione iniziale e ripeti.

Fai lo stesso numero di ripetizioni con ciascun braccio.

Durata: due serie da 10-12 ripetizioni per ciascun braccio.

Twist russi con kettlebell

Sedersi sul pavimento, con le ginocchia piegate, i piedi sollevati e tenere il kettlebell con entrambe le mani.

Appoggiati leggermente all'indietro, contrai il core e ruota il corpo verso destra, posizionando il kettlebell all'esterno dell'anca destra.

Ritorna al centro, quindi ruota a sinistra.

Continua ad alternare i lati mantenendo un nucleo stabile.

Durata: due serie da 15-20 ripetizioni per lato.

Halo con kettlebell

Stare con i piedi alla larghezza dei fianchi,
tenendo il kettlebell con entrambe le mani
all'altezza del petto.
Ruota il kettlebell attorno alla testa in modo
circolare mantenendolo vicino al corpo.
Ruota il kettlebell in un modo per il numero di
ripetizioni desiderato, quindi cambia direzione.
Durata: due serie da 10-12 ripetizioni in
ciascuna direzione.

Piegamenti laterali con kettlebell
Stai con i piedi alla larghezza delle spalle e il
kettlebell nella mano destra al tuo fianco.
Piegati lateralmente verso destra e fai scivolare
il kettlebell lungo la gamba destra.
Tieni il braccio sinistro esteso sopra la testa o al
tuo fianco per mantenere l'equilibrio.
Ritorna alla posizione iniziale e ripeti dal lato
opposto.
Durata: due serie da 12-15 ripetizioni per lato.

ESERCIZI PER PERDERE PESO

Altalene con kettlebell

Stai con i piedi leggermente più larghi della larghezza delle spalle, tenendo il kettlebell con entrambe le mani tra le gambe.

Fai perno sui fianchi, piega leggermente le ginocchia e fai oscillare il kettlebell tra le gambe.

Accelera i fianchi in avanti, facendo oscillare il kettlebell fino all'altezza del petto.

Consenti al kettlebell di oscillare tra le gambe, quindi ripeti.

Durata: 8 serie di intervalli Tabata (20 secondi di sforzo, 10 secondi di riposo).

Goblet Squat con Kettlebell

Tieni il kettlebell vicino al petto con entrambe le mani, i gomiti rivolti verso il basso.

Stare con i piedi alla larghezza delle spalle.

Abbassati in una posizione tozza mantenendo il petto alto e la schiena dritta.

Spingi i talloni per tornare alla posizione di partenza.

Durata: 3 serie da 12-15 ripetizioni.

Kettlebell Figura 8

Stai con i piedi divaricati alla larghezza delle anche, afferrando il kettlebell con entrambe le mani davanti a te.

Passa il kettlebell attorno alla gamba destra, quindi passalo tra le gambe a sinistra.

Continua con questo movimento della figura 8, mantenendo le ginocchia leggermente piegate e il core impegnato.

Durata: 3 serie da 15-20 ripetizioni.

Push Press con kettlebell

Tieni i kettlebell all'altezza delle spalle, con i palmi rivolti verso l'interno.

Piega leggermente le ginocchia e abbassa i fianchi prima di spingere in modo esplosivo le gambe e premere i kettlebell sopra la testa.

Abbassare i kettlebell all'altezza delle spalle e ripetere.

Durata: 3 serie da 10-12 ripetizioni.

Twist russi con kettlebell

Sedersi sul pavimento, con le ginocchia piegate, i piedi sollevati e tenere il kettlebell con entrambe le mani.

Appoggiati leggermente all'indietro, contrai il core e ruota il corpo verso destra, posizionando il kettlebell all'esterno dell'anca destra.
Ritorna al centro, quindi ruota a sinistra.
Continua ad alternare i lati mantenendo un nucleo stabile.
Durata: 3 serie da 15-20 ripetizioni per lato.

Stacchi con kettlebell
Stare con i piedi divaricati alla larghezza dei fianchi e le dita dei piedi leggermente rivolte verso l'esterno.
Tieni il kettlebell con entrambe le mani davanti alle cosce.
Fai perno sui fianchi e piega leggermente le ginocchia per far scendere il kettlebell a terra.
Mantieni la schiena piatta e il petto eretto durante tutta l'azione.
Contrai i glutei e spingi i talloni per tornare al punto di partenza.
Durata: 3 serie da 12-15 ripetizioni.

Burpees con kettlebell
Tieni il kettlebell all'altezza del petto con entrambe le mani.
Accovacciati e posiziona il kettlebell tra i piedi.

Torna alla posizione della plancia, fai un
push-up e poi riporta i piedi alle mani.
Afferra il kettlebell e salta velocemente, alzando
le braccia in alto.
Durata: 3 serie da 10-12 ripetizioni.

ALLENAMENTI CARDIO

Altalene con kettlebell

Stai con i piedi leggermente più larghi della larghezza delle spalle, tenendo il kettlebell con entrambe le mani tra le gambe.

Fai perno sui fianchi, piega leggermente le ginocchia e fai oscillare il kettlebell tra le gambe.

Accelera i fianchi in avanti, facendo oscillare il kettlebell fino all'altezza del petto.

Consenti al kettlebell di oscillare tra le gambe, quindi ripeti.

Durata: 8 serie di intervalli Tabata (20 secondi di sforzo, 10 secondi di riposo).

Kettlebell Figura 8s

Stai con i piedi divaricati alla larghezza delle anche, afferrando il kettlebell con entrambe le mani davanti a te.

Passa il kettlebell attorno alla gamba destra, quindi passalo tra le gambe a sinistra.

Continua con questo movimento della figura 8, mantenendo le ginocchia leggermente piegate e il core impegnato.

Durata: 3 serie da 20 ripetizioni.

Tirate alte con kettlebell

Stare con i piedi alla larghezza dei fianchi e tenere il kettlebell davanti alle cosce con entrambe le mani.

Piega leggermente le ginocchia e fai perno sui fianchi, lasciando cadere il kettlebell a terra.

Guida in modo esplosivo attraverso i fianchi e attira il kettlebell verso il petto, piegando i gomiti verso i lati.

Abbassa nuovamente il kettlebell e ripeti.

Durata: 3 serie da 15-20 ripetizioni.

Affondi laterali con kettlebell

Usa la mano destra per tenere il kettlebell al tuo fianco.

Fai un passo a destra in un affondo laterale, piegando il ginocchio destro mantenendo la gamba sinistra dritta.

Spingi attraverso il tallone destro per tornare alla posizione di partenza.

Esegui la stessa quantità di ripetizioni su entrambi i lati.

Durata: 3 serie da 12-15 ripetizioni per lato.

Burpees con kettlebell con pressa sopra la testa

Tieni il kettlebell con entrambe le mani
all'altezza del petto.
Accovacciati e posiziona il kettlebell tra i piedi.
Torna alla posizione della plancia, fai un
push-up e poi riporta i piedi alle mani.
Afferra il kettlebell e salta velocemente, alzando
le braccia in alto.
Durata: 3 serie da 10-12 ripetizioni.

Propulsori con kettlebell
Tieni il kettlebell all'altezza delle spalle con le
mani rivolte verso l'interno.
Accovacciati con il petto alto e la schiena dritta.
Guida in modo esplosivo attraverso le gambe e
premi i kettlebell sopra la testa.
Abbassare i kettlebell all'altezza delle spalle e
ripetere.
Durata: 3 serie da 12-15 ripetizioni.

Alpinisti con kettlebell
Inizia in posizione di plancia, mani sui
kettlebell, polsi allineati con le spalle.
Porta il ginocchio destro al petto, poi cambia
rapidamente gamba e porta lì il ginocchio
sinistro.

Continua ad alternare le gambe con un
movimento di corsa mantenendo il core
impegnato.
Durata: 3 serie da 30-45 secondi.

Snatch con kettlebell
Stare con i piedi alla larghezza delle spalle e
afferrare il kettlebell con la mano destra tra le
gambe.
Fai perno sui fianchi, piega leggermente le
ginocchia e fai oscillare il kettlebell tra le
gambe.
Guida in modo esplosivo attraverso i fianchi e
solleva il kettlebell, estendendo il braccio sopra
la testa in linea retta.
Consenti al kettlebell di girare attorno al polso e
"dare un pugno" nella parte superiore.
Abbassare nuovamente il kettlebell con
controllo e ripetere.
Durata: 3 serie da 10 a 12 ripetizioni per
braccio.

Squat con salto con kettlebell
Tieni il kettlebell con entrambe le mani
all'altezza del petto.
Accovacciati abbassando i fianchi mantenendo
il petto e la schiena in posizione verticale.

Salta e alza le braccia in alto.

Atterra dolcemente e abbassati immediatamente in posizione tozza per iniziare la ripetizione successiva.

Durata: 3 serie da 15-20 ripetizioni.

Swing laterali con kettlebell

Stare con i piedi leggermente più larghi della larghezza delle spalle e afferrare il kettlebell con entrambe le mani tra le gambe.

Fai perno sui fianchi, piega leggermente le ginocchia e fai oscillare il kettlebell tra le gambe.

Muovi in modo esplosivo i fianchi per far oscillare il kettlebell verso il lato destro.

Consenti al kettlebell di oscillare all'indietro attraverso le gambe prima di oscillare sul lato sinistro del corpo.

Continua ad alternare i lati mantenendo un movimento fluido.

Durata: 3 serie da 15 ripetizioni (10 swing per lato).

ALLENAMENTI DI FORZA

ALLENAMENTO PER L'ALLENAMENTO DELLA FORZA DI TUTTO IL CORPO

Riscaldamento
Esercizio aerobico leggero (jogging sul posto, jumping jacks) e stretching dinamico.
Durata: 5–10 minuti

Squat con bilanciere
Stai con i piedi divaricati alla larghezza delle spalle e il bilanciere sulle spalle.
Abbassati in una posizione tozza con la schiena dritta.
Spingi i talloni per tornare alla posizione iniziale.
Serie: 4 ripetizioni 8-10

Stacchi
Stai in piedi con i piedi alla larghezza dei fianchi e afferra un bilanciere davanti a te.

Fai cerniera sui fianchi e abbassa il bilanciere a terra.
Ritorna alla postura iniziale contraendo i glutei in alto.
Serie: 4 - Ripetizioni 8-10

ESERCIZI PER LA PARTE SUPERIORE DEL CORPO

Panca

Sdraiati su una panca piana e tieni un bilanciere più largo della larghezza delle spalle.
Abbassa il bilanciere sul petto, quindi spingilo nuovamente verso l'alto.
Serie: 3 - Ripetizioni 10–12

Lat Pulldown

Tirati su una barra o usa una lat pulldown machine.
Serie: 3 ripetizioni 8-12

Affondi con manubri

Fai un passo avanti con gli affondi tenendo i manubri in ciascuna mano.
Serie: 3 - Ripetizioni 12-15 per gamba

Pressa per spalle con manubri

Sedersi o stare in piedi con i manubri all'altezza delle spalle.
Premi i pesi sopra la testa mentre estendi completamente le braccia.
Serie: 3 – Ripetizioni 10-12

Plancia con sollevamenti delle gambe

Mantieni la posizione della plancia e solleva una gamba alla volta.
3 serie - 12-15 ripetizioni (gambe alternate)

Colpi di scena russi

Siediti sul pavimento, inclinati leggermente all'indietro e ruota il busto.
Serie: 3 - Ripetizioni: 8-10

ALLENAMENTO DELLA PARTE INFERIORE DEL CORPO

Riscaldamento

Inizia con esercizi cardio leggeri (camminata veloce, jogging sul posto) e allungamenti dinamici per riscaldare i muscoli.
Durata:5-10 minuti

Squat con bilanciere

Stare con i piedi alla larghezza delle spalle e il bilanciere sulle spalle.
Abbassati in una posizione tozza con la schiena dritta.
Spingi i talloni per tornare alla posizione di partenza.
Serie: 4 - Ripetizioni 10-12

Affondi

Fai un passo avanti con una gamba e abbassa il corpo finché entrambe le ginocchia non si piegano.
Spingiti indietro fino alla posizione iniziale e ripeti con la gamba opposta.
Serie: 3 - Ripetizioni 12-15 per gamba

Pressa per le gambe

Sedersi sulla pressa per gambe, con i piedi sulla piattaforma.
Estendi le ginocchia per allontanare la piattaforma.

Serie: 3 – Ripetizioni 12-15

Spinte dell'anca
Siediti a terra con una panca dietro di te, con la
parte superiore della schiena appoggiata ad
essa.
Metti un bilanciere sui fianchi e spingi verso
l'alto.
Serie: 3 – Ripetizioni 12-15

Lifting delle gambe interne della coscia
Sdraiati su un fianco, solleva la gamba
superiore e poi lasciala cadere di nuovo.
3 serie da 8-10 ripetizioni per gamba.

Lifting delle gambe esterne della coscia
Sdraiati su un fianco, solleva la gamba
inferiore, quindi lasciala cadere di nuovo.
3 serie da 8-10 ripetizioni per gamba.

Sollevamento del polpaccio
Stare con i piedi alla larghezza dei fianchi e
sollevare i talloni da terra.
Abbassa i talloni.
Serie: 3 – Ripetizioni 10-12

50 ESERCIZI BASE CON KETTLEBELL

Get-Up turco

Sdraiati sulla schiena, tenendo un kettlebell in una mano e il braccio teso.

Piega il ginocchio dallo stesso lato del kettlebell e posiziona il piede opposto.

Usa il braccio libero per sostenerti in posizione seduta.

Spingi il piede piantato per sollevare i fianchi e spostare la gamba dritta sotto.

Alzati con il braccio teso sopra la testa.

Durata: 2 serie da 8 ripetizioni per lato.

Squat al calice

Tieni il kettlebell vicino al petto con entrambe le mani.

Stare con i piedi leggermente più larghi della larghezza delle spalle.

Accovacciarsi, piegando le ginocchia ma mantenendo il petto alto.

Abbassa i gomiti finché non toccano l'interno delle ginocchia, quindi alzati.

Durata: 3 serie da 12 a 15 squat.

Kettlebell Clean And Press

Inizia con il kettlebell tra le gambe.

Fai perno sui fianchi e fai oscillare indietro il kettlebell prima di sollevarlo in modo esplosivo all'altezza delle spalle.

Dalla spalla, premi il kettlebell sopra.

Abbassalo sulla spalla e dondola indietro tra le gambe.

Durata: 3 serie da 10 a 12 ripetizioni per braccio.

Tecnica dello strappo

Inizia con il kettlebell tra le gambe, in una posizione a cerniera.

Fai oscillare il kettlebell verso l'alto utilizzando la forza dei fianchi.

Quando il kettlebell raggiunge l'altezza delle spalle, colpisci con la mano, permettendogli di ruotare.

Afferra il kettlebell sopra usando un braccio teso.

Durata: 2 serie da otto a dieci ripetizioni per braccio.

Stacco con kettlebell

Posiziona il kettlebell tra i piedi.

Fai perno sui fianchi e piega le ginocchia per scendere mantenendo la schiena piatta.
Alzarsi in piedi tenendo il kettlebell con entrambe le mani.
Abbassa il kettlebell a terra.
Durata: 3 serie da 12 a 15 ripetizioni.

Twist russi con kettlebell

Siediti a terra, inclinandoti leggermente all'indietro mentre afferri il kettlebell.
Ruota il busto e tocca il suolo su entrambi i lati.
Durata: 3 serie da 20 a 30 rotazioni.

Halo con kettlebell

Tieni il kettlebell per le corna, vicino al petto.
Fai lavorare il kettlebell attorno alla testa, tenendolo vicino.
Dopo aver completato ogni cerchio, cambia direzione.
Durata: 3 serie da 10 a 12 round a tratta.

Stacco rumeno a gamba singola con kettlebell

Tieni un kettlebell con una mano.
Fai perno sui fianchi ed estendi una gamba all'indietro.
Abbassa il kettlebell a terra, mantenendo la schiena dritta.
Durata: 3 serie da 10 a 12 ripetizioni per gamba.

Kettlebell Figura 8

Stare con i piedi divaricati alla larghezza delle spalle e le ginocchia leggermente piegate.
Con una mano, passa il kettlebell attorno a una gamba e poi all'altra, creando uno schema a figura 8.
Durata: 3 serie da 15-20 passaggi.

Tirata alta con kettlebell

Inizia con il kettlebell tra le gambe.
Fai perno sui fianchi e tira il kettlebell all'altezza del petto mantenendo i gomiti alti.
Abbassalo di nuovo e ripeti.
Durata: 3 serie da 12 a 15 ripetizioni.

Il mulino a vento con kettlebell

Tieni il kettlebell con una mano sopra la testa.

Piegare i fianchi da un lato, mantenendo il braccio teso.

Concentra la tua attenzione sul kettlebell durante l'esercizio.

Durata: 2 serie da dieci a dodici ripetizioni per lato.

Renegade Row con kettlebell

Inizia in una posizione di plancia tenendo un kettlebell in ciascuna mano.

Rema con un braccio e stabilizzati con l'altro. Lati alternativi.

Durata: 3 serie da 10 a 12 ripetizioni per braccio.

La passeggiata del contadino con kettlebell

Tieni un kettlebell in ciascuna mano.

Cammina in avanti in una posizione eretta e controllata.

Durata: 3 serie da 30-45 secondi.

Step-up con kettlebell russi

Tieni un kettlebell con una mano.

Sali su una panca o una piattaforma, guidando attraverso il tallone.

Gambe alternate.

Durata: 3 serie da 12 a 15 ripetizioni per gamba.

Push Press con kettlebell

Tieni un kettlebell in ciascuna mano all'altezza delle spalle.
Mettiti in ginocchio, quindi premi in modo esplosivo i kettlebell sopra la testa.
Durata: 3 serie da 10 a 12 ripetizioni.

Kettlebell Bottom-Up Clean

Tieni il kettlebell capovolto per la maniglia.
Pulisci il kettlebell all'altezza del petto mentre sei invertito.
Durata: 3 serie da 8–10 ripetizioni.

Plank laterale con kettlebell con sollevamento laterale

Mettiti nella posizione della plancia laterale.
Con la mano superiore, sollevare un kettlebell all'altezza delle spalle.
Durata: 3 serie da 12–15 ripetizioni per lato.

Kettlebell attorno al passaggio del corpo

Tieni il kettlebell con entrambe le mani davanti a te.

Muovi il kettlebell attorno al corpo con un movimento circolare.
Durata: 3 serie da dieci a dodici passaggi in ciascuna direzione.

Push-up con kettlebell

Posiziona un kettlebell a terra e afferra le maniglie.

Push up mantenendo stabili i kettlebell.

Durata: 3 serie da 12 a 15 ripetizioni.

Fionda con campana per bollitore

Tieni il kettlebell con entrambe le mani vicino al petto.

Passa il kettlebell attorno alla vita tenendolo vicino.

Durata: 3 serie da 15-20 passaggi in ciascuna direzione.

Affondi laterali con kettlebell

Usando entrambe le mani, tieni un kettlebell all'altezza del petto.

Fai un passo di lato, piegando un ginocchio mantenendo l'altra gamba dritta.

Durata: 3 serie da 12 a 15 ripetizioni per gamba.

Figura 8 Affondi con kettlebell

Passa un kettlebell tra le gambe con un movimento a figura 8.

Affondi mentre passi il kettlebell.

Durata: 3 serie da 12-15 affondi.

Strappo laterale con kettlebell

Prendi una posizione ampia e tieni il kettlebell con una mano.
Fai oscillare il kettlebell da un lato, poi sopra la testa con un movimento di strappo.
Durata: 3 serie da 10 a 12 ripetizioni per braccio.

Affondo inverso con kettlebell con torsione

Tieni un kettlebell con entrambe le mani all'altezza del petto.
Fai un passo indietro in un affondo inverso, ruotando il petto verso la gamba anteriore.
Durata: 3 serie da 12-15 ripetizioni per gamba.

Stacco russo con kettlebell

Stai con i piedi alla larghezza dei fianchi e afferra un kettlebell di fronte a te.
Fai perno sui fianchi e abbassa il kettlebell a terra mantenendo la schiena dritta.
Durata: 3 serie da 12 a 15 ripetizioni.

Affondi Halo di Kettle Bell

Esegui gli affondi mentre tieni un kettlebell in un movimento aureola attorno alla testa.

Durata: 3 serie da 10 a 12 affondi in ciascuna direzione.

Kettlebell Renegade Row con push-up

Esegui una fila con un braccio dalla posizione della plancia, tenendo un kettlebell in ciascuna mano.
Includi un push-up tra le file.
Durata: 3 serie da otto a dieci ripetizioni per braccio.

Pull-Through con Kettlebell

Inizia in una posizione della plancia e trascina il kettlebell da un lato all'altro.
Durata: 3 serie da 12–15 tirate.

Sit e press con kettlebell

Siediti a terra e tieni un kettlebell vicino al petto.
Alzati e premi il kettlebell sopra la testa.
Durata: 3 serie da 10 a 12 ripetizioni.

Lo Split Squat Bulgaro con Kettlebell

Posiziona un piede su una panca o su una superficie elevata mentre tieni un kettlebell in ciascuna mano.
Esegui uno squat diviso.

Durata: 3 serie da 12 a 15 ripetizioni per gamba.

Stacco con valigia con kettlebell
Stare con i kettlebell accanto a ciascun piede.
Sollevare i kettlebell con una cerniera dell'anca
e la schiena piatta.
Durata: 3 serie da 12 a 15 ripetizioni.

Torsione russa con kettlebell con pass
Siediti a terra e afferra un kettlebell.
Ruota il busto e trasferisci il kettlebell nella
mano opposta.
Durata: 3 serie da 8 a 10 rotazioni.

Figura 8 Squat con kettlebell
Accovacciati e passa il kettlebell tra le gambe
con un movimento a figura 8.
Durata: 3 serie da 10-12 passaggi.

Il Kettlebell Reverse Turkish Get-Up
Inizia in posizione eretta con il kettlebell sopra
la testa.
Per tornare alla posizione iniziale, invertire il
movimento Turkish Get-Up.
Durata: 2 serie da 8 ripetizioni per lato.

Step-up con kettlebell

Sali su una panca o una piattaforma mentre
porti un kettlebell.
Torna indietro e ripeti.
Durata: 3 serie da 12 a 15 ripetizioni per gamba.

Swing russo con kettlebell
Fai oscillare il kettlebell tra le gambe, poi fino
all'altezza delle spalle.
Durata: 3 serie da 10-12 swing.

Rematori laterali con kettlebell
Esegui i rematori con kettlebell mentre sei in
una posizione di plancia laterale.
Durata: 3 serie da 10 a 12 ripetizioni per
braccio.

Squat cosacco con kettlebell
Tieni un kettlebell con entrambe le mani ed
esegui gli squat laterali.
Durata: .3 serie da 12-15 ripetizioni per gamba.

Affondi con fionda con kettlebell
Lancia il kettlebell attorno al tuo corpo mentre
fai un affondo.
Durata: 3 serie da 12-15 affondi.

Push-up russi con kettlebell
Posiziona un kettlebell a terra e afferra le sue maniglie.
Esegui flessioni con le mani sul kettlebell.
Durata:3 serie da 12 a 15 ripetizioni.

Press da seduti con kettlebell

Siediti su una panca, prendi un kettlebell e spingilo sopra la testa.
Durata: 3 serie da 10 a 12 ripetizioni.

Squat a Goblet con Kettlebell

Tieni un kettlebell all'altezza del petto ed esegui il goblet squat con una torsione.
Durata: 3 serie da 12 a 15 ripetizioni.

Alzate laterali con kettlebell

Tieni un kettlebell in ciascuna mano e alza le braccia lungo i lati.
Durata: 3 serie da 12 a 15 ripetizioni.

Gattonare con l'orso con kettlebell

Esegui un bear crawl con un kettlebell in ciascuna mano.
Durata: 3 serie da 12 a 15 ripetizioni

Sollevamenti delle gambe con plancia laterale con kettlebell

Inizia in una posizione di plank laterale e solleva la gamba superiore con un kettlebell sul fianco.
Durata: 3 serie da 12-15 alzate per lato.

Salto del pattinatore con kettlebell

Tieni un kettlebell in una mano e salta da un
lato all'altro.
Durata: 3 serie da 20-30 secondi.

Pressa per sots con kettlebell

Tieni un kettlebell all'altezza del petto,
accovacciati profondamente e premi sopra.
Durata: 3 serie da 10 a 12 ripetizioni.

Kettlebell con piegamento in avanti, volo inverso

Piegati sui fianchi, tieni un kettlebell in
ciascuna mano e alza le braccia lungo i lati.
razione: 3 serie da 12-15 ripetizioni.

Burpees con kettlebell

Tieni un kettlebell davanti a te, esegui un
burpee e salta con esso.
Durata: 3 serie da 10-12 ripetizioni.

Power Plank con kettlebell

Mentre sei in posizione di plancia, passa il
kettlebell di mano in mano.
Durata: 3 serie da 20 a 30 passaggi.

Giocoleria con kettlebell

Inizia con un riscaldamento completo per preparare muscoli e articolazioni.
Afferra saldamente la maniglia del kettlebell.
Inizia con un lancio basso, sollevando il kettlebell con un movimento verso l'alto.
Quando il lancio raggiunge il suo apice, rilascia il kettlebell.
A seconda del tuo grado di abilità, prendilo per la maniglia o per il corpo.
Durata: 5-10 minuti

KETTLEBELL PER PRINCIPIANTI

Stacco con kettlebell

Stare con i piedi alla larghezza dei fianchi e un kettlebell a terra tra di loro.

Fai perno sui fianchi e piega leggermente le ginocchia, quindi abbassati e afferra la maniglia del kettlebell con entrambe le mani.

Stai con la schiena piatta e il core contratto, spingendo i talloni e contraendo i glutei nella parte superiore.

Abbassa il kettlebell a terra con controllo e ripeti.

Obiettivo per 8-12 ripetizioni.

Lo stacco rumeno con kettlebell (RDL)

Stai con i piedi divaricati alla larghezza dei fianchi, tenendo il kettlebell davanti alle cosce con entrambe le mani, i palmi rivolti verso di te.

Fai perno sui fianchi e spingili indietro mantenendo le ginocchia leggermente piegate.

Abbassa il kettlebell a terra, mantenendo la schiena piatta e il petto alto, e senti l'allungamento dei muscoli posteriori della coscia.

Obiettivo per 8-12 ripetizioni.

Rematore a braccio singolo con kettlebell

Posiziona un kettlebell accanto al piede sinistro. Stare con i piedi alla larghezza dei fianchi, fare perno sui fianchi e tenere il kettlebell con la mano destra.

Mentre sollevi il kettlebell verso la gabbia toracica, mantieni la schiena piatta, il core impegnato e il gomito stretto al corpo.

Abbassare il kettlebell nella posizione iniziale con controllo e ripetere.

Esegui 8-12 ripetizioni per ciascun braccio.

Swing russo con kettlebell

Stare con i piedi alla larghezza delle spalle e afferrare il kettlebell di fronte a te.

Incerniera i fianchi e piega leggermente le ginocchia, consentendo al kettlebell di oscillare all'indietro tra le gambe.

Accelera i fianchi in avanti, facendo oscillare il kettlebell fino all'altezza del petto.

Lascia che il kettlebell torni indietro tra le gambe e ripeti l'esercizio.

Obiettivo per 10-15 ripetizioni utilizzando la forma perfetta.

Carry del contadino con kettlebell

Stai in piedi, tenendo un kettlebell in ciascuna mano lungo i fianchi.

Avanzare con passi brevi e controllati, mantenendo una postura eretta e utilizzando il core.

Tirare le spalle indietro e in basso durante l'esercizio.

Cammina per una distanza o durata specifica, con l'intenzione di testare la forza della presa e l'equilibrio.

Halo con kettlebell

Inizia tenendo il kettlebell per le corna con entrambe le mani davanti al petto.

Con il core impegnato e i gomiti aderenti al corpo, fai ruotare il kettlebell attorno alla testa con un movimento aureola.

Mantieni il controllo sul movimento mantenendo il kettlebell vicino al tuo corpo e stabile il core.

Esegui 8-10 ripetizioni

Affondi con kettlebell con rotazione

Tieni un kettlebell con entrambe le mani vicino
al petto.
Affondi in avanti con il piede destro,
abbassando il ginocchio posteriore a terra.
Mentre fai un affondo, fai ruotare il busto e il
kettlebell sulla gamba anteriore mantenendo le
braccia tese.
Ritorna alla posizione di partenza, quindi ripeti
dal lato opposto.
Cerca di eseguire da 8 a 12 ripetizioni su
ciascuna gamba.

Goblet Squat con kettlebell
Tieni un kettlebell per le corna o la base con entrambe le mani, vicino al petto.
Stai con i piedi leggermente più larghi della larghezza dei fianchi.
Abbassati in uno squat piegando le ginocchia e tirando indietro i fianchi mantenendo il petto e il core impegnati.
Abbassa le cosce finché non sono parallele al suolo, quindi spingi i talloni per tornare alla posizione di partenza.

Carry del contadino con kettlebell
Tieni un kettlebell in ciascuna mano lungo i fianchi.
Mantieni una posizione eretta e attiva il core mentre cammini in avanti con passi brevi e controllati.
Tirare le spalle indietro e in basso durante l'esercizio.
Cammina per una distanza o un tempo prestabiliti mantenendo la forza di presa e la stabilità.

Halo con kettlebell

Tieni un kettlebell per le corna con entrambe le mani vicino al petto.

Mantieni il core impegnato e fai ruotare il kettlebell attorno alla testa con un movimento aureola.

Controlla il movimento mantenendo il kettlebell vicino al corpo e mantenendo il core fermo.

Ripeti 3-5 volte in una direzione prima di cambiare e ripetere nella direzione opposta.

Press da seduti con kettlebell

Sedersi su una sedia robusta con i piedi appoggiati a terra e un kettlebell in ciascuna mano, tenuto all'altezza delle spalle.

Premi i kettlebell sopra la testa finché le braccia non sono completamente estese, mantenendo il core impegnato e la schiena non inarcata.

Abbassare con controllo i kettlebell all'altezza delle spalle, quindi ripetere.

Rematore piegato con kettlebell

Stare con i piedi alla larghezza dei fianchi e afferrare un kettlebell in ciascuna mano, con i palmi rivolti verso il corpo.

Fai perno sui fianchi, mantenendo la schiena piatta e il petto sollevato.

Tira i kettlebell verso le costole mentre stringi
insieme le scapole.
Riabbassa con attenzione i kettlebell e ripeti.
Durata: 2 serie da 3-5 ripetizioni.

Sollevamenti laterali con kettlebell

Stare con i piedi alla larghezza dei fianchi e un
kettlebell in ciascuna mano lungo i fianchi.
Coinvolgi il core e solleva i kettlebell
lateralmente all'altezza delle spalle.
Abbassa lentamente i kettlebell nella posizione
iniziale.
Durata: 2 serie da 3-5 ripetizioni.

Estensione dei tricipiti sopra la testa con kettlebell

Stai con i piedi divaricati alla larghezza delle
anche, tenendo un kettlebell sopra la testa e le
braccia distese.
Tenendo i gomiti vicini alla testa, scendi con il
kettlebell dietro la testa finché i gomiti non
saranno piegati a circa 90 gradi.
Estendi le braccia e riporta il kettlebell nella
posizione iniziale.
Durata: 2 serie da 2-5 ripetizioni.

ALLENAMENTI CON KETTLEBELL PER LA GRAVIDANZA

Squat di sumo con kettlebell

Stare con i piedi più larghi della larghezza dei fianchi e le dita leggermente piegate verso l'esterno.

Tieni il kettlebell con entrambe le mani davanti a te.

Piega le ginocchia e spingi indietro i fianchi per abbassare il corpo in una posizione tozza.

Spingi i talloni per tornare alla posizione di partenza.

Durata: 2 serie da 3-5 ripetizioni.

Stacchi con kettlebell

Stare con i piedi divaricati alla larghezza dei fianchi e le dita dei piedi leggermente rivolte verso l'esterno.

Tieni il kettlebell con entrambe le mani davanti alle cosce.

Fai perno sui fianchi e piega leggermente le ginocchia per far scendere il kettlebell a terra.

Contrai i glutei e spingi i talloni per tornare al punto di partenza.
Durata: 2 serie da 3-5 ripetizioni.

Rematori piegati con kettlebell

Stare con i piedi alla larghezza dei fianchi e afferrare il kettlebell con entrambe le mani davanti alle cosce.
Fai perno sui fianchi e piega leggermente le ginocchia, mantenendo la schiena piatta e il petto sollevato.
Tira il kettlebell verso il tuo corpo mentre pieghi i gomiti e unisci le scapole.
Riabbassa con attenzione il kettlebell e ripeti.
Durata: 2 serie da 3-5 ripetizioni.

Pressa in piedi con kettlebell

Stare con i piedi alla larghezza delle anche, afferrando il kettlebell in una mano all'altezza delle spalle.
Coinvolgi il core e premi il kettlebell sopra, estendendo completamente il braccio.
Abbassare il kettlebell all'altezza delle spalle e ripetere.
Fai lo stesso numero di ripetizioni con ciascun braccio.
Durata: 2 serie da 8-10 ripetizioni per braccio

Affondi laterali con kettlebell
Stai con i piedi uniti, afferrando il kettlebell con
entrambe le mani davanti al busto.
Fai un ampio passo verso destra, piegando il
ginocchio destro ma mantenendo la gamba
sinistra dritta.
Abbassa il kettlebell a terra mentre esegui un
affondo laterale.
Spingi attraverso il tallone destro per tornare
alla posizione di partenza.
Ripeti sul lato sinistro.
Durata: 2 serie da 10-12 ripetizioni per lato.

ESERCIZI CON KETTLEBELL PER LA CRESCITA MUSCOLARE

Goblet Squat con Kettlebell

Tieni il kettlebell in posizione verticale davanti al petto con entrambe le mani, i gomiti piegati.

Stai con i piedi leggermente più larghi della larghezza delle spalle.

Abbassati in uno squat piegando le ginocchia e tirando indietro i fianchi.

Tieni il petto alto e la schiena dritta, con le ginocchia sopra le punte dei piedi.

Spingi i talloni per tornare alla posizione di partenza.

Durata: 3 serie da 8 -12 ripetizioni.

Stacchi con kettlebell

Metti un kettlebell tra i piedi.

Stai con i piedi divaricati alla larghezza dei fianchi, con le dita rivolte in avanti.

Fai perno sui fianchi e piega leggermente le ginocchia per tenere la maniglia del kettlebell con entrambe le mani.

Solleva il kettlebell con la schiena piatta e il
petto in alto, spingendo i talloni per stare in
posizione eretta.
Abbassare il kettlebell con controllo,
mantenendo sempre la schiena piatta.
Durata:3 serie da 8-12 ripetizioni.

Rematori con kettlebell in piega
Tieni il kettlebell con la mano destra, con il
palmo rivolto verso il corpo.
Piegati in avanti dai fianchi, mantenendo la
schiena piatta e il petto in alto, e lascia che il
kettlebell penda davanti a te.
Piega i gomiti e stringi le scapole per tirare il
kettlebell verso le costole.
Abbassare nuovamente il kettlebell con
controllo e ripetere.
Esegui la stessa quantità di ripetizioni su
entrambi i lati.
Durata: 3 serie da 8-12 ripetizioni per lato.

Pressa per spalle con kettlebell
Tieni un kettlebell in ciascuna mano all'altezza
delle spalle, con i palmi rivolti in avanti.
Coinvolgi il core e premi i kettlebell sopra la
testa finché le braccia non sono completamente
estese.

Mantieni il core impegnato ed evita di inarcare la parte inferiore della colonna vertebrale.

Abbassare i kettlebell all'altezza delle spalle e ripetere.

Durata: 3 serie da 8 - 12 ripetizioni.

Affondo con kettlebell

Tieni un kettlebell su ciascun lato.

Fai un forte passo in avanti con il piede destro, quindi abbassa il corpo finché entrambe le ginocchia non sono piegate a 90 gradi.

Mantieni il ginocchio anteriore allineato con la caviglia e il ginocchio posteriore sollevato da terra.

Spingi il tallone anteriore per tornare alla posizione di partenza.

Ripeti con la gamba opposta.

Durata: 3 serie da 8-12 ripetizioni per gamba.

KETTLEBELL
PER LE RIABILITAZIONI

Stacchi con kettlebell

Stare con i piedi alla larghezza dei fianchi e le dita rivolte in avanti.

Tieni il kettlebell con entrambe le mani davanti alle cosce.

Fai perno sui fianchi e piega leggermente le ginocchia per far scendere il kettlebell a terra.

Mantieni la schiena piatta e il petto eretto durante tutta l'azione.

Contrai i glutei e spingi i talloni per tornare al punto di partenza.

Durata: 2-3 serie da 10-12 ripetizioni.

Goblet Squat con Kettlebell

Tieni un kettlebell con entrambe le mani vicino al petto.

Stai con i piedi alla larghezza delle spalle.

Piega le ginocchia e spingi indietro i fianchi per abbassare il corpo in una posizione tozza.

Mantieni il petto e la schiena dritti.

Spingi i talloni per tornare alla posizione di partenza.

Durata: 2-3 serie da 10-12 ripetizioni.

Pressa per spalle con kettlebell

Sedersi su una panca con supporto per la
schiena o su una sedia con una postura corretta.
Tieni un kettlebell in ciascuna mano all'altezza
delle spalle, con i palmi rivolti in avanti.
Coinvolgi il core e premi i kettlebell sopra la
testa finché le braccia non sono completamente
estese.
Abbassare i kettlebell all'altezza delle spalle e
ripetere.
Durata: 2-3 serie da 8-10 ripetizioni.

Rematori piegati con kettlebell

Stare con i piedi alla larghezza dei fianchi e
tenere il kettlebell in una mano.
Fai perno sui fianchi e piega leggermente le
ginocchia, mantenendo la schiena piatta e il
petto sollevato.
Disegna il kettlebell verso il tuo corpo,
piegando il gomito e stringendo la scapola.
Riabbassa con attenzione il kettlebell e ripeti.
Durata: 2-3 serie da 8-10 ripetizioni per lato.

Twist russi con kettlebell

Sedersi sul pavimento, con le ginocchia piegate
e i piedi appoggiati a terra.
Tieni il kettlebell con entrambe le mani davanti
al petto.
Appoggiati leggermente all'indietro, contrai il
core e ruota il corpo verso destra, posizionando
il kettlebell all'esterno dell'anca destra.
Ritorna al centro, quindi ruota a sinistra.
Continua ad alternare i lati mantenendo un
nucleo stabile.
Durata: 2-3 serie da 12-15 ripetizioni per lato.

ALLENAMENTI ESTREMI CON KETTLEBELL

Snatch con kettlebell

Stare con i piedi alla larghezza delle spalle, tenendo il kettlebell in una mano tra le gambe.

Fai perno sui fianchi e piega leggermente le ginocchia, facendo oscillare il kettlebell tra le gambe.

Spingi in modo esplosivo attraverso i fianchi e tira il kettlebell verso l'alto, estendendo il braccio sopra la testa in linea retta.

Consenti al kettlebell di ruotare attorno al polso e di "dare un pugno" nella parte superiore.

Abbassare nuovamente il kettlebell con controllo e ripetere.

Durata: 3 serie da 10-12 ripetizioni per braccio.

Kettlebell Clean And Press

Inizia con il kettlebell tra i piedi.

Fai perno sui fianchi e afferra la maniglia del kettlebell con una mano.

Estendi in modo esplosivo le anche e le ginocchia, tirando il kettlebell all'altezza delle spalle.

Quando il kettlebell raggiunge l'altezza delle spalle, ruotare la mano e afferrare il kettlebell all'altezza delle spalle.
Premi il kettlebell sopra la testa finché il braccio non è completamente esteso.
Abbassare nuovamente il kettlebell all'altezza delle spalle e poi riportarlo nella posizione iniziale.
Durata: 3 serie da 8-10 ripetizioni per braccio.

Get-up turchi con kettlebell

Sdraiati sulla schiena con un kettlebell in una mano, il braccio teso verso il soffitto.
Piega il ginocchio dallo stesso lato del kettlebell e pianta il piede a terra.
Premi il kettlebell verso il soffitto mentre rotoli sul gomito opposto.
Spingi attraverso la mano per sollevare il busto da terra e salire sulla mano.
Solleva i fianchi da terra e porta la gamba indietro, mettendoti in ginocchio.
Alzarsi in piedi mantenendo il kettlebell sopra la testa, quindi invertire il movimento per tornare alla posizione di partenza.
Durata: 3 serie da 4-6 ripetizioni per lato.

Swing con kettlebell (volume elevato)

Stare con i piedi leggermente più larghi della larghezza delle spalle, tenendo il kettlebell con entrambe le mani tra le gambe.

Fai perno sui fianchi e piega leggermente le ginocchia, facendo oscillare il kettlebell tra le gambe.

Spingi in avanti in modo esplosivo i fianchi, facendo oscillare il kettlebell fino all'altezza del petto.

Consenti al kettlebell di oscillare indietro tra le gambe e ripeti.

Durata: 5 serie da 20-30 ripetizioni.

Burpees con kettlebell e swing con kettlebell

Inizia in posizione eretta tenendo un kettlebell con entrambe le mani.

Esegui uno squat e posiziona il kettlebell a terra.

Torna alla posizione della plancia, esegui un push-up e poi salta indietro con i piedi verso le mani.

Afferra il kettlebell e salta in modo esplosivo, facendo oscillare il kettlebell sopra la testa.

Durata: 3 serie da 10-12 ripetizioni.

ROUTINE DI KETTLEBELL DI
10 GIORNI

Giorno 1

Goblet Squat con Kettlebell
Esegui 3 serie da 10 ripetizioni

Deadlift rumeno con kettlebell
Esegui 3 serie da 10 ripetizioni.

Rematori con kettlebell in piega
3 serie da 10 ripetizioni per braccio.

Pressa per spalle con kettlebell
Esegui 3 serie da 10 ripetizioni per braccio.

WORKOUT PLANNER

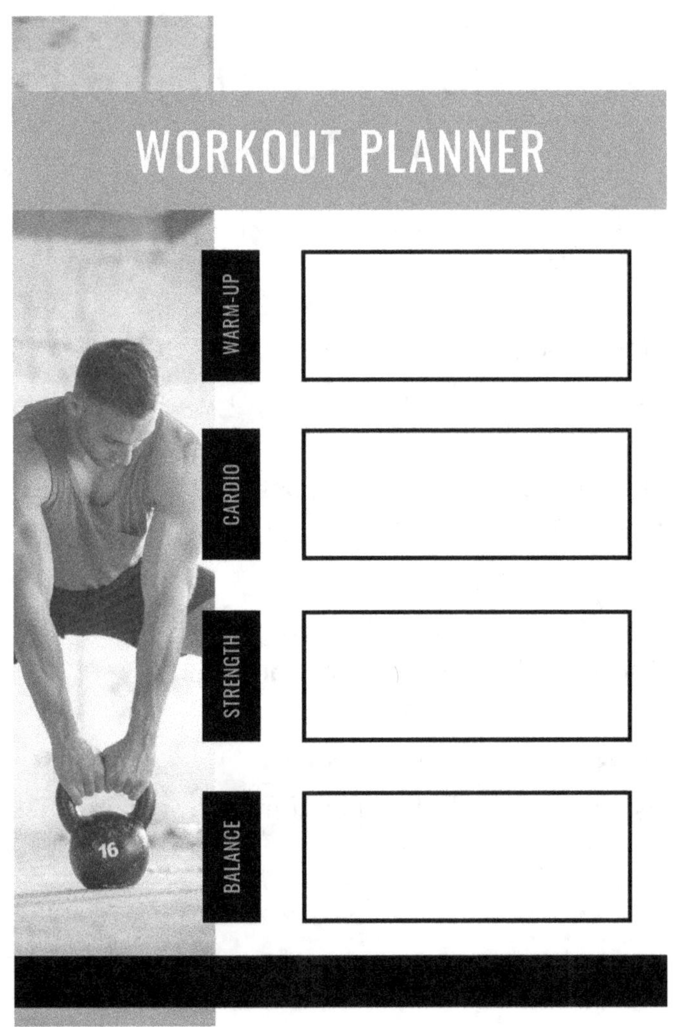

Giorno 2

Swing con kettlebell in stile Tabata (20 secondi di sforzo, 10 secondi di riposo, 8 round).

Twist russi con kettlebell
3 serie da 15 ripetizioni per lato.

Alpinisti con kettlebell
3 serie da 20 ripetizioni per lato.

WORKOUT PLANNER

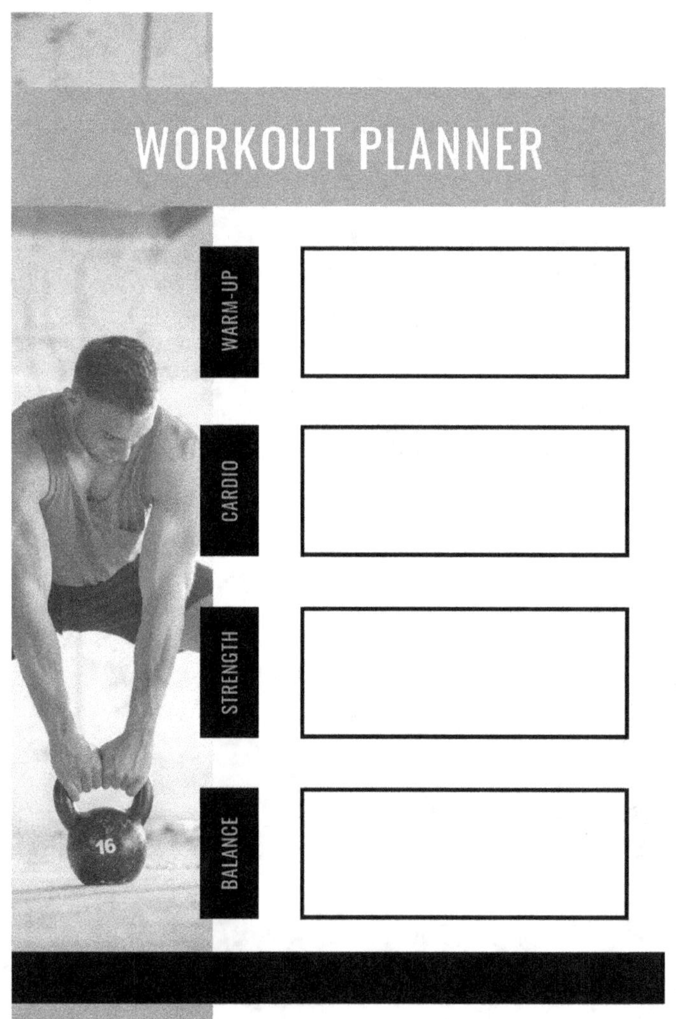

Giorno 3

Pressa per pettorali con kettlebell
Esegui 3 serie da 10 ripetizioni.

Renegade Row con kettlebell
Esegui 3 serie da 10 ripetizioni per braccio.

Curl per bicipiti con kettlebell
Esegui 3 serie da 12 ripetizioni per braccio.

WORKOUT PLANNER

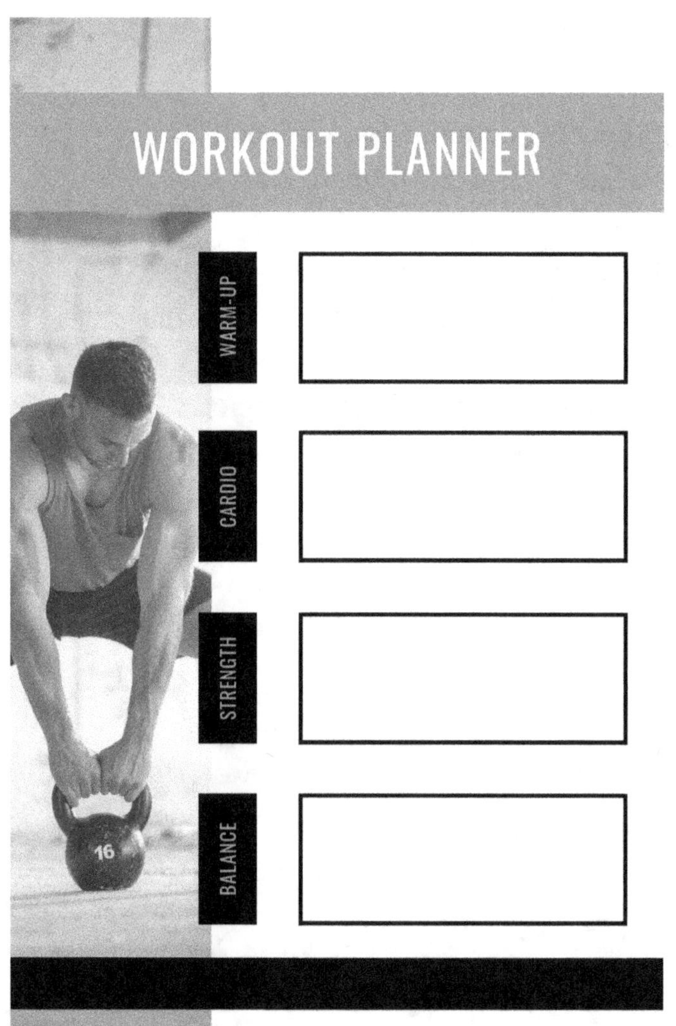

Giorno 4

Prenditi un giorno di riposo o fai attività leggere come camminare, yoga o esercizi di mobilità.

Giorno 5

Affondi con kettlebell
Esegui 3 serie da 10 ripetizioni per gamba.

Stacchi da terra sumo con kettlebell
Esegui 3 serie da 10 ripetizioni.

Sollevamenti dei polpacci con kettlebell
Esegui 3 serie da 15 ripetizioni.

WORKOUT PLANNER

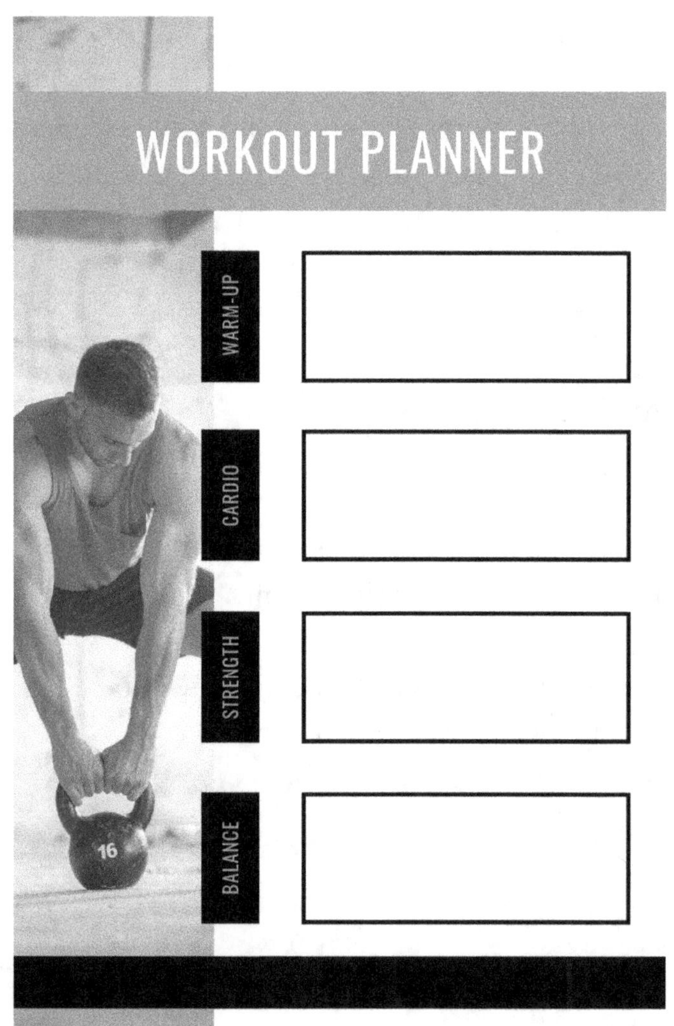

Giorno 6

Burpees con kettlebell
Esegui 3 serie da 10 ripetizioni.

Figura 8 con kettlebell con salto
3 serie da 12 ripetizioni.

Rematori con kettlebell
3 serie da 12 ripetizioni per lato.

WORKOUT PLANNER

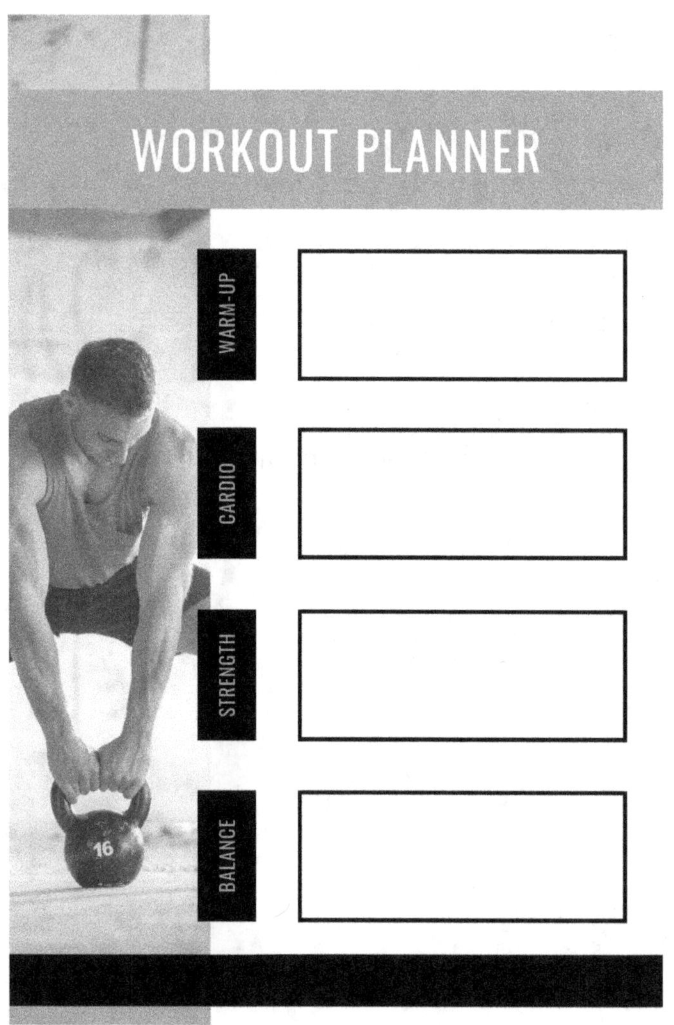

Giorno 7

Riposo e recupero
Consenti al tuo corpo di guarire e di riempire le
sue riserve di energia.

Giorno 8

Snatch con kettlebell
Esegui 3 serie da 8 ripetizioni per braccio.

Kettlebell Clean e Press
3 serie da 8 ripetizioni per braccio.

Squat con salto con kettlebell
Esegui 3 serie da 10 ripetizioni.

WORKOUT PLANNER

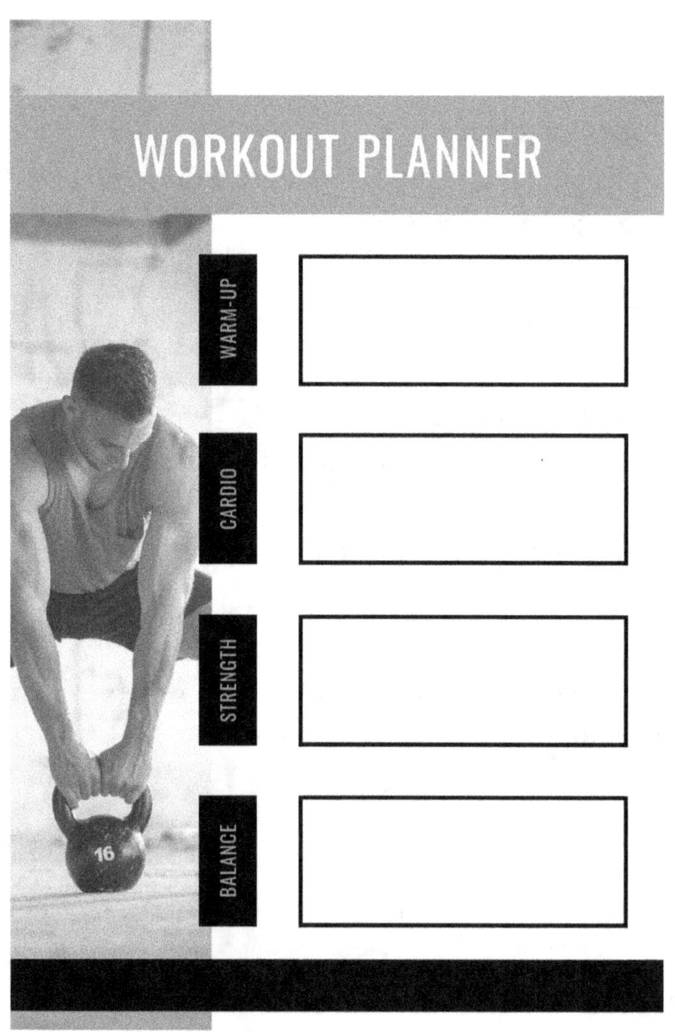

Giorno 9

La passeggiata del contadino con kettlebell
5 minuti continui, scambiando le mani secondo
necessità.

Swing russi con kettlebell
Esegui 3 serie da 15 ripetizioni.

WORKOUT PLANNER

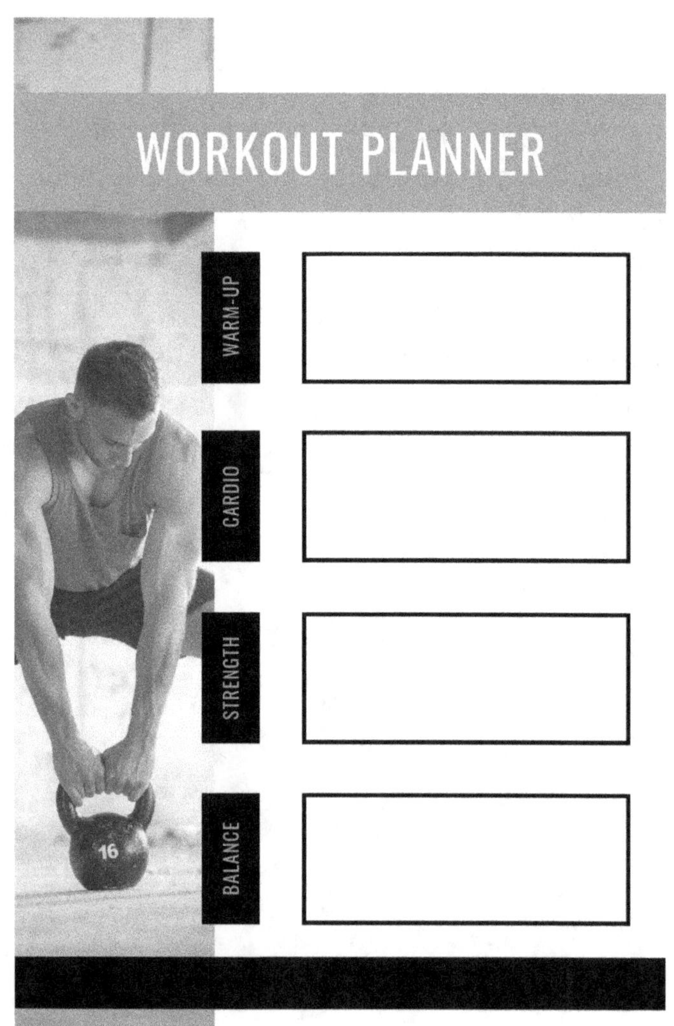

Giorno 10

Halo con kettlebell
3 serie da 10 ripetizioni per direzione.

Mulini a vento con kettlebell
3 serie da 8 ripetizioni per lato.

Kettlebell Prying Goblet Squat
Mantieni la posizione per 30 secondi e ripeti per
3 serie.

WORKOUT PLANNER

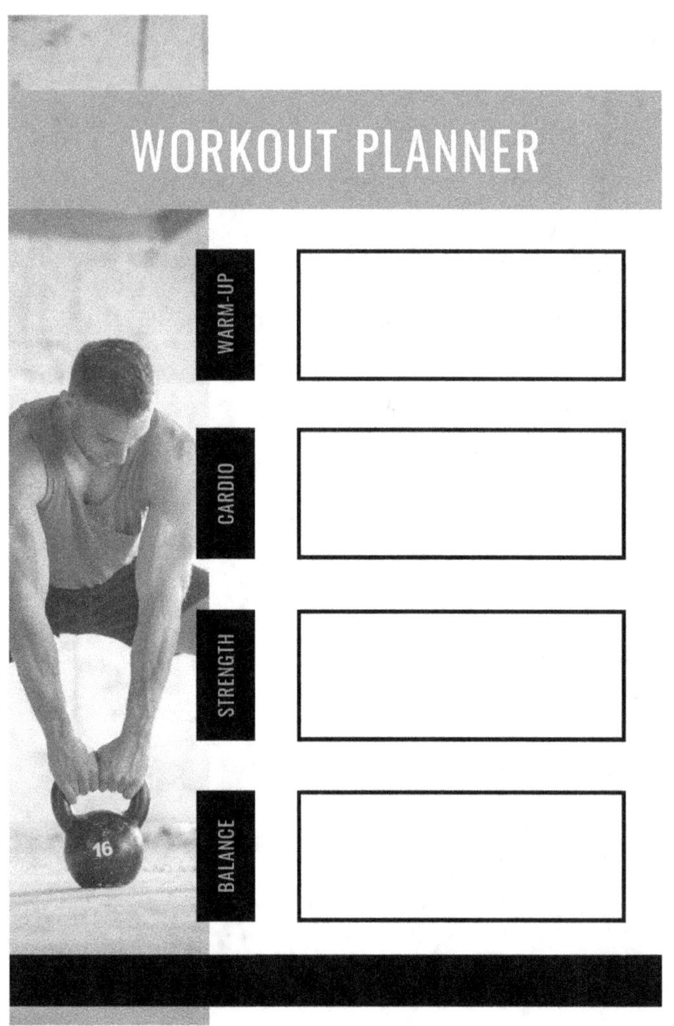

ALIMENTA I TUOI ALLENAMENTI CON I PASTI GIUSTI

NUTRIZIONE PRE-ALLENAMENTO

Cerca di consumare un pasto equilibrato con carboidrati, proteine e grassi sani 1-3 ore prima dell'allenamento. Questo intervallo di tempo aiuta il tuo corpo a digerire e assorbire correttamente i nutrienti senza generare disagio durante l'attività fisica.

Seleziona carboidrati complessi come cereali integrali, frutta e verdura per fornire un apporto costante di energia durante l'allenamento. Gli esempi includono porridge e frutti di bosco, pane tostato integrale con avocado e una banana con burro di mandorle.

Consumare quantità moderate di proteine per favorire la riparazione e la crescita muscolare. Scegli proteine magre come pollo, pesce, tofu o yogurt greco. Una colazione ben bilanciata contenente sia carboidrati che proteine può aumentare la sintesi proteica muscolare e migliorare le prestazioni.

Ricordati di idratarti prima dell'allenamento. Bevi acqua o bevande ricche di elettroliti per rimanere idratato, soprattutto se l'allenamento è intenso o lungo.

NUTRIZIONE POST ALLENAMENTO

Consuma un pasto o uno spuntino post-allenamento entro 30-60 minuti dalla fine dell'esercizio per ripristinare le riserve di glicogeno, ricostruire il tessuto muscolare e migliorare il recupero. Questa finestra di opportunità è fondamentale per ottenere il massimo dal tuo allenamento.

Mangia cibi ricchi di proteine per aiutare i tuoi muscoli a ricostruire e recuperare. Alimenti magri come pollo, tacchino, uova o una bevanda proteica possono aiutare a ripristinare gli aminoacidi persi durante l'esercizio e aumentare la sintesi proteica muscolare.

Combina proteine con carboidrati per ricostituire i livelli di glicogeno persi durante l'esercizio. Scegli carboidrati a digestione

rapida come frutta, gallette di riso o patate dolci
per supportare un rapido recupero e ricaricare le
riserve energetiche.
Aggiungi una piccola quantità di grassi sani
come noci, semi o avocado per aumentare la
sazietà fornendo allo stesso tempo elementi
critici per la salute generale. Dai la priorità ai
carboidrati e alle proteine subito dopo
l'esercizio per il miglior recupero.

ESEMPIO DI PASTI PRE-ALLENAMENTO

Pane integrale con uova strapazzate e avocado.
Yogurt greco condito con frutti di bosco e
muesli
Insalata di quinoa servita con pollo e verdure
grigliate
Frullato contenente spinaci, banana, proteine in
polvere e latte di mandorle

ESEMPIO DI PASTI
POST-ALLENAMENTO

Frullato al cioccolato o latte proteico.
Avvolgi il tacchino e l'avocado con la tortilla
integrale.
Ricotta con pezzi di ananas o pesca.

Torte di riso, burro di mandorle e banana a fette

NUTRIZIONE DI RECUPERO

Il tempismo è fondamentale

Fai un pasto o uno spuntino post-esercizio entro 30-60 minuti dalla fine della sessione di kettlebell. Questa finestra di opportunità è fondamentale per sostituire il glicogeno e avviare il processo di guarigione muscolare.

Proteine per la riparazione muscolare

Mangia cibi ricchi di proteine per aiutare i muscoli a ripararsi e a crescere. Per garantire un apporto costante di aminoacidi ai muscoli, combina proteine a digestione rapida e a digestione lenta. Carni magre, pollo, pesce, uova, latticini e proteine vegetali come tofu, tempeh e lenticchie sono tutte fonti eccellenti.

Carboidrati per il rifornimento di glicogeno

Bilancia il consumo di proteine e carboidrati per ricostruire le riserve di glicogeno drenate dopo l'esercizio. Seleziona carboidrati complessi e di alta qualità come cereali integrali, frutta, verdura e legumi. Questi carboidrati forniscono energia costante e aiutano nel processo di recupero.

L'idratazione è fondamentale

Dopo l'allenamento, reidrata il corpo bevendo abbastanza liquidi, in particolare acqua. L'allenamento con i kettlebell può causare una significativa perdita di liquidi attraverso la sudorazione, quindi è importante reintegrare i liquidi per rimanere idratati e favorire il recupero.

STRATEGIA DI IDRATAZIONE

Bevi molta acqua durante il giorno per rimanere idratato e bevi ancora di più prima, durante e dopo l'allenamento con kettlebell.
Considera la possibilità di ripristinare gli elettroliti persi con la sudorazione bevendo bevande ricche di elettroliti o mescolando compresse di elettroliti nell'acqua.
Controlla il colore e la frequenza delle urine per determinare il tuo livello di idratazione. La pipì giallo pallido suggerisce un'idratazione adeguata, ma l'urina nera potrebbe indicare disidratazione.

SUPPLEMENTI PER IL RECUPERO

Proteine del siero di latte

Le proteine del siero di latte in polvere sono un'alternativa pratica per il recupero post-allenamento perché sono un tipo di proteina a digestione rapida che promuove la riparazione e la crescita muscolare.

BCAA (aminoacidi a catena ramificata)

I BCAA possono aiutare a ridurre al minimo il dolore muscolare e la stanchezza durante e dopo l'esercizio aumentando la sintesi proteica e diminuendo la disgregazione proteica.

Creatina

L'integrazione di creatina può aumentare il recupero e le prestazioni dopo sessioni di kettlebell ad alta intensità aumentando le riserve di fosfocreatina nei muscoli, con conseguente maggiore generazione di energia.

CONSIGLI PER L'IDRATAZIONE PER GLI ALLENAMENTI CON KETTLEBELL

Una corretta idratazione è fondamentale per migliorare le prestazioni, promuovere il recupero e preservare la salute generale durante l'allenamento con kettlebell. La sudorazione e livelli di sforzo più elevati durante queste sessioni faticose possono causare una significativa perdita di liquidi, quindi è fondamentale reintegrare adeguatamente i liquidi.

IDRATAZIONE PRE-ALLENAMENTO

Inizia a bere molto prima dell'allenamento con il kettlebell. Bevi 16-20 once di acqua 2-3 ore prima dell'allenamento per assicurarti di essere ben idratato quando inizi l'allenamento.
Se ti alleni di prima mattina, bevi un bicchiere d'acqua non appena ti svegli per rimanere idratato.

Bevi acqua frequentemente durante l'allenamento con kettlebell per reintegrare i liquidi persi con la sudorazione ed evitare la disidratazione.

Bevi piccoli sorsi d'acqua tra una serie e l'altra per rimanere idratato senza sentirti troppo pieno o gonfio.

Se il tuo allenamento dura più di 60 minuti o ti alleni in un clima caldo e umido, prendi in considerazione l'idea di bere una bevanda sportiva o acqua arricchita di elettroliti per sostituire gli elettroliti persi con il sudore.

Presta attenzione ai segnali di idratazione del tuo corpo e monitora la perdita di liquidi durante l'attività fisica. Pesarsi prima e dopo l'esercizio per misurare la perdita di liquidi. Bevi 16-24 once di liquidi per ogni chilo perso dopo l'esercizio per garantire una corretta idratazione.

Controlla il colore della tua urina per determinare il tuo livello di idratazione. La pipì di colore giallo pallido suggerisce un'idratazione adeguata, ma l'urina nera può indicare disidratazione.

IDRATAZIONE POST-ALLENAMENTO

Dopo la sessione di kettlebell, rimani idratato
per reintegrare eventuali perdite di liquidi e
favorire il recupero.
Per ricostituire liquidi ed elettroliti dopo
l'allenamento, bevi 16-24 once di acqua o una
bevanda sportiva entro 2 ore.

Gli elettroliti tra cui sale, potassio e magnesio
vengono persi attraverso il sudore durante
l'esercizio e sono essenziali per mantenere
l'idratazione e la funzione muscolare.
Consumare pasti e bevande ricchi di elettroliti o
utilizzare integratori di elettroliti per ripristinare
i livelli di elettroliti durante e dopo l'esercizio,
in particolare allenamenti lunghi o faticosi.

Fai attenzione agli indicatori di disidratazione
durante le sessioni di kettlebell, come sete,
secchezza delle fauci, stanchezza, vertigini e
scarse prestazioni.
Se noti segni di disidratazione, interrompi
l'attività fisica e idratati immediatamente. È
preferibile riposare e reidratarsi piuttosto che
andare avanti e mettere a repentaglio la salute e
le prestazioni.

COSTRUIRE LA FIDUCIA CON KETTLEBELL

Intraprendere un percorso di fitness può essere allo stesso tempo emozionante e intimidatorio. È più di una semplice trasformazione fisica; si tratta di sviluppare la fiducia interiore, autorizzare te stesso a superare i limiti e raggiungere il tuo miglior potenziale. L'allenamento con i kettlebell offre un'opportunità unica per sviluppare non solo forza e resistenza, ma anche un forte senso di fiducia in se stessi che si estende oltre le mura della palestra.

Ogni swing, press e squat con il kettlebell è una sfida e un'opportunità per affrontare i tuoi dubbi e le tue ansie. Man mano che completi ogni ripetizione, provi a te stesso che sei capace di fare molto più di quanto ti aspettavi in precedenza. Accettare il disagio, comprenderlo è segno di crescita e progresso. Ogni sessione di kettlebell scolpisce non solo il tuo fisico, ma anche la tua sicurezza.

Una delle componenti più potenzianti dell'allenamento con kettlebell è vedere i risultati effettivi nel tempo. Ogni risultato, dall'apprendimento di nuove tecniche al sollevamento di pesi maggiori, dimostra la tua dedizione e perseveranza. Festeggia i tuoi successi, non importa quanto possano sembrare insignificanti. Ogni passo avanti rafforza la tua capacità di superare le sfide e avere successo nella tua ricerca di fitness.

L'allenamento con i kettlebell si concentra non solo sulla forza fisica, ma anche sullo sviluppo di una forte connessione mente-corpo. Mentre ti concentri sulla forma perfetta, sulla respirazione e sull'attenzione mentale durante ogni movimento, diventi più consapevole delle possibilità e dei limiti del tuo corpo. Questa maggiore consapevolezza crea una forte fiducia in te stesso e nelle tue capacità, aiutandoti ad affrontare gli ostacoli con sicurezza e grazia.

La comunità dei kettlebell è un luogo vario e accogliente dove persone di diversa estrazione possono incontrarsi per sostenersi e ispirarsi a vicenda. Circondarti di persone che condividono i tuoi interessi legati al fitness può

essere davvero motivante. Trai forza
dall'incoraggiamento degli altri e ricambia
offrendo il tuo sostegno. Insieme siamo più forti
di quanto potremmo mai essere da soli.

L'allenamento con i kettlebell è molto più che
semplice forza fisica; è un viaggio alla scoperta
di sé e allo sviluppo personale. Prenditi del
tempo per riflettere sul tuo sviluppo, sia dentro
che fuori dalla palestra. Con rispetto e
compassione, celebra i tuoi punti di forza
riconoscendo anche le tue aree di progresso.

SPINGERE I TUOI LIMITI IN SICUREZZA

Prima di poter mettere alla prova i tuoi limiti, devi prima capire dove sono. Prenditi il tempo necessario per valutare il tuo attuale livello di forma fisica, compresi i tuoi punti di forza e di debolezza, nonché eventuali limitazioni fisiche o infortuni. Ascolta i segnali del tuo corpo e capisci quando indicano stanchezza, disagio o probabile sforzo eccessivo. Comprendere i propri limiti consente di affrontare le sfide con consapevolezza e consapevolezza.

Spingere i propri limiti non significa gettare al vento la prudenza e tentare risultati oltre le proprie capacità. Si tratta invece di stabilire obiettivi realistici e raggiungibili che mettano alla prova i tuoi punti di forza senza sopraffarli. Suddividi i tuoi obiettivi in traguardi più piccoli e più raggiungibili e celebra ciascuno di essi lungo la strada. Stabilire obiettivi realistici ti aiuta ad acquisire slancio e sicurezza mentre procedi.

Il sovraccarico progressivo è un approccio
sicuro ed efficace per testare i tuoi limiti.
Aumentare gradualmente l'intensità, la durata o
la complessità dei tuoi allenamenti fa sì che il
tuo corpo si adatti e si rafforzi nel tempo.
Piccoli gradi di progressione, come aumentare il
peso del kettlebell, aumentare il numero di
ripetizioni o accorciare i tempi di riposo, si
traducono in notevoli guadagni in forza e
prestazioni.

Mantenere la forma appropriata è essenziale
mentre si superano i propri limiti in sicurezza.
Sacrificare la forma per sollevare pesi più
grandi o completare più ripetizioni aumenta il
rischio di infortuni e riduce l'efficienza degli
esercizi. Concentrati sull'esecuzione di ogni
movimento con precisione, controllo e
allineamento. Se la tua forma si sta
deteriorando, riduci l'intensità e dai priorità alla
qualità rispetto alla quantità.

Spingere i propri limiti non significa lavorare
ogni giorno fino alla fatica. Incorporare giorni
di recupero attivo e un riposo adeguato nella tua
routine è fondamentale per evitare il burnout,
ridurre il rischio di infortuni e consentire al

corpo di guarire e ripararsi. Ascolta il bisogno di riposo e recupero del tuo corpo e trattalo come qualsiasi altro componente del tuo allenamento.

RISORSE E LETTURE CONSIGLIATE

Siti Web e risorse online

Bodybuilding.com

Una piattaforma online completa che fornisce regimi di allenamento, demo di esercizi, articoli nutrizionali, recensioni di integratori e forum di community per gli amanti del fitness di tutti i livelli.

ACE Fitness

Il sito web dell'American Council on Activity (ACE) contiene risorse utili come routine di allenamento, pubblicazioni sul fitness, studi di ricerca e corsi di certificazione per professionisti del fitness.

ExRx.net

ExRx.net, una risorsa affidabile per la prescrizione degli esercizi, fornisce un'ampia libreria di tutorial sugli esercizi, piani di allenamento e strumenti di fitness per assistere le persone nella progettazione di programmi di allenamento efficaci personalizzati in base ai propri obiettivi e bisogni.

PubMed
Una risorsa eccellente per trovare pubblicazioni di ricerca e studi sottoposti a revisione paritaria su scienze motorie, nutrizione, fisiologia e medicina dello sport.

Podcast e risorse audio

L'esperienza di Joe Rogan
Presentato dal comico Joe Rogan, questo podcast contiene conversazioni con un'ampia gamma di ospiti, tra cui atleti, guru del fitness, nutrizionisti e scienziati, che discutono di salute, fitness e prestazioni umane.

Lo spettacolo di Tim Ferriss
L'autore e imprenditore Tim Ferriss intervista artisti di livello mondiale in una varietà di settori, approfondendo le loro abitudini, routine e tecniche di successo fornendo al contempo approfondimenti utili e suggerimenti attuabili per migliorare le prestazioni e il benessere.

Il podcast della corsa di forza

Presentato dall'allenatore di corsa Jason
Fitzgerald, questo podcast approfondisce temi
come la corsa sulla distanza, l'allenamento della
forza, la prevenzione degli infortuni e la
resistenza mentale, offrendo consigli pratici e
incoraggiamento ai corridori di tutte le abilità.

www.ingramcontent.com/pod-product-compliance
Lightning Source LLC
Chambersburg PA
CBHW051744250726
48659CB00001B/235